Con amor y gratitud a todos los miembros de mi familia, amigos, maestros, mentores y todos aquellos a quienes aprecio, que me han apoyado hasta el día de hoy y continúan haciéndolo. No podría haber hecho esto sin ninguno de ustedes.

Ustedes son mi mundo.

Para todos aquellos que quieren más de la vida: abordarla con deseo, humor, gracia y, lo más importante, un poco de diversión.

ELOGIOS DE MEDICINA PARA PROSPERAR

"Colin profundiza a un nivel sagrado y especial tanto en las enfermedades físicas como en las crisis de espíritu. ¡Un doctor compasivo con tu corazón, cerebro, alma y todas las otras fantásticas partes de tu cuerpo, el doctor Colin Zhu te inspirará para que PROSPERES!"

*Angie Krause, Consultora de liderazgo global
e intuición para los negocios*

"El entusiasmo, amabilidad, perspicacia y franqueza de Colin hacen brillar a *Medicina para prosperar*. Su consejo ayudará al lector a crecer y le permitirá tener una verdadera salud consciente. Este joven posee y comparte una sentida sabiduría. El doctor Zhu hace el camino al andar. Creo que todos deberíamos caminar con él".

*- Doctor Dan Wilensky, médico de familia,
exmédico de viajes y viajero solitario,
vegano y triatleta del montón*

"Un libro poderoso que te llevará a un viaje de exploración de tu corazón y tus propósitos, elevando tu mente más allá del día a día para buscar ese significado más profundo que todos anhelamos. Esta es una guía de sanación basada en la historia personal de Colin e impulsada por la genuina pasión de compartir los fundamentos para vivir una vida llena de abundancia".

*- Ingrid Edshteyn, doctora en medicina osteopática,
fundadora de Valia Lifestyle*

"En una era nueva y diferente, una era de mayor iluminación, conciencia, salud, tanto personal como social, nuestros naturistas, nuestros médicos, serán las luces resplandecientes que nos guíen. Ellos harán lo que tengan que hacer y dirán lo que tengan que decir. Tendrán visiones integrales. Comprenderán que la salud comienza con el comportamiento, el estilo de vida y la dieta. A través de su ejemplo, nos enseñarán a vencer la enfermedad y el malestar al no permitir que se arraigue y, en su lugar, nos harán prosperar con una vida sana y equilibrada, plenamente vivida. Ya debemos estar en esa era porque el doctor Colin Zhu existe y ha escrito este libro sobre los principios de una nueva medicina".

- Richard LaMarita, chef, Natural Gourmet Institute

MEDICINA
PARA PROSPERAR

Cómo desarrollar tus deseos
y crecer en tu vida

DR. COLIN ZHU

Para contactar al autor, visite www.chefdoczhu.com
Instagram @thechefdoc

ISBN-13 impreso: 978-0-9996461-8-2
ISBN-13 e-book: 978-0-9996461-7-5

También disponible en versiones impresas
y de libro electrónico en inglés y formata de audiolibro

Impreso en los Estados Unidos de América

Diseño de portada: Alan Dino Hebel, Ian Koviak
Diseño del interior: Carla Green
Foto del autor en la solapa: Kat Lazo
Foto de portada del autor: Christopher Cheng

Contenidos

Prefacio ix

Introducción: ¿*Prosperar o no prosperar?* . . . xiii

1. Vivir. 1

2. Hacer 13

3. Pasión por viajar. 25

4. Amor 36

5. Gratitud 49

6. Perdonar. 60

7. Inspirar 71

8. Autenticidad. 84

9. Obstáculos 96

10. Miedo. 107

11. Presente 119

12. La Elección 130

Agradecimientos. 143

Fuentes 145

Acerca del autor .147

Prefacio

Soy hijo de dos padres chinos inmigrantes que provenían de otra cultura, sociedad y generación. Básicamente, de otro mundo. Con eso en mente, traían con ellos ciertos sistemas de creencias y experiencias de vida. Como la mayoría de los padres chinos, querían seguridad para sus hijos con respecto a sus finanzas personales, sus trabajos y sus carreras profesionales, así como tuvieron ciertos compañeros de vida. No hay nada de malo en ello. Sin embargo, faltaba algo en esta fórmula convencional. Faltaba la exploración, el romance, el asombro y la pasión. Por lo tanto, elegí crear mi propia fórmula, mi propia historia.

» Me hice médico para cuidar y enseñar.

» Me hice chef para nutrir mentes curiosas.

» Competí en triatlones para expandir los límites físicos y mentales.

» Viajé por el mundo para aprender más de la humanidad.

» Escribí este libro para compartir mi historia, para que puedas crear la tuya.

Lo que ofrezco aquí simplemente es una colección de reflexiones, experiencias y perspectivas de mi viaje a través de la vida. Personalmente, no solo me he enfrentado a los traumas y tragedias del mundo médico, sino que también he incursionado en algunos hermosos paisajes culinarios. He participado en triatlones, competido por tierra y mar para cumplir con la meta final y, finalmente, he tenido la oportunidad de aventurarme en más de treinta países de los siete continentes. He estudiado con varios mentores, escritores, oradores y entrenadores. He enseñado a vivir de forma saludable a mis propios clientes, he visto a miles de pacientes y también he sido paciente. He pasado por los picos más altos, así como por la depresión, la angustia y la muerte.

Este libro representa una expresión completa de mí mismo y está dedicado exclusivamente a aquellos que se sienten prisioneros de su vida, para explicarles que siempre hay otra forma de vivir cuando se decide hacer una elección diferente. Sin embargo, cómo decidas utilizar eso depende totalmente de ti. Esta es tu vida y tú, amigo mío, eres el que la dirige. Solo tú tienes el poder de cambiar todo lo que está justo delante de ti. Tienes un efecto sobre todos los que te rodean, tanto positiva como negativamente. Si me lo permites, te ruego que uses este libro en conjunto con tu propia intuición y sentimientos. Úsalo en el contexto de tu propia vida y utilízalo con amor y respeto por ti mismo y por todas las formas de vida que te rodean. Entonces, ¿estás listo?

Mi misión en la vida no es meramente sobrevivir, sino prosperar; y hacerlo con pasión, compasión, humor y estilo.

- Maya Angelou

Introducción:
¿Prosperar o no prosperar?

Este libro, mis amigos, es la brújula que les guiará a lo que sea que quieran en la vida. No hay reglas escritas para ello. Puede ayudarte a orientarte para que encuentres una mejor carrera profesional, para que tengas mejores relaciones o tal vez simplemente para animarte a que aceptes todas las etapas de la vida. Sin embargo, esto no es exactamente un manual de instrucciones de vida definitivo o una guía paso a paso. La idea de este libro es proporcionarte alguna orientación que te ayude no solo a vivir tu vida, sino también a prosperar.

Por lo tanto, podrías preguntarte: "¿Qué significa exactamente prosperar?" Según el diccionario Webster, "prosperar" significa desarrollarse, tener éxito o crecer. Cuando creé *TheChefDoc*, una plataforma en línea dedicada al bienestar y los estilos de vida, elegí tres claves principales para vivir una vida mejor.

1. **Medicina culinaria** o, en esencia, la comida como medicina.

2. **Medicina del estilo de vida**[1] o el cambio de estilo de vida basado en evidencias para prevenir, tratar y revertir enfermedades crónicas relacionadas con el estilo de vida.

3. **Medicina para prosperar**

¿QUÉ ES LA MEDICINA PARA PROSPERAR?

La medicina para prosperar es la fuerza de voluntad para que una persona se encuentre con mayor profundidad y riqueza a sí misma y disfrute más de su vida. Te permite mantener una mentalidad más positiva para llegar a tu único (y fundamental) propósito. Habilita un espacio para explorar tu propia voluntad, elecciones y pensamientos individuales.

En otras palabras, la medicina para prosperar es la energía, el impulso y el entusiasmo necesarios para que expreses tus pasiones.

Los habitantes de Okinawa lo llaman "ikigai". Los nicoyanos de Costa Rica lo llaman "plan de vida". Yo llamo a esto tu razón de ser. La gente puede seguir las dietas más saludables o vivir el estilo de vida más lujoso, pero sin medicina de prosperidad, es más difícil encontrar placer, satisfacción y, en última instancia, conciencia del propósito que se tiene en la vida.

Este libro está organizado de manera que cada capítulo puede funcionar independientemente. Siéntete libre de leerlo en cualquier orden. Lee los capítulos que te llamen la atención y te hagan resonar algo. Después de leer el capítulo, pon en práctica las acciones que recomienda. Es posible que cuando vuelvas a leer un capítulo más adelante, pienses que el libro ha cambiado. En realidad, *eres TÚ* quien ha cambiado.

Los espacios vacíos al final de cada capítulo están designados a que anotes tus pensamientos inmediatos y tus acciones. Tu primera reacción puede ser la correcta. Estas notas están diseñadas para desarrollar un nuevo yo, un nuevo plan de vida. Mi esperanza es que tomes cualquier cosa que puedas usar y aplicar a tu propia vida, por pequeña que sea.

Sin cambios y progresos, no podemos crecer como seres humanos. Bienvenido al *cambio*, no te *resistas* a él. Esta es tu guía para lograr una mejor versión de ti mismo. Este libro trata de inspirar el esfuerzo y profundizar el entendimiento con la intención de expandir los límites de quién eres y lo *que crees que* puedes hacer.

Capítulo 1

Vivir

"No estamos hechos para sobrevivir. No estamos hechos para manejar nuestro dolor ni para sobrellevarlo. Estamos hechos para ser creadores de nuestras vidas. Podemos crear cualquier cosa. Todo lo que podamos soñar, lo podemos crear".

- Tony Robbins

En el gran esquema de tu vida, ¿qué es más importante, vivir plena y profundamente o simplemente vivir más tiempo? En los Estados Unidos, la esperanza de vida promedio de una persona es de 78,8 años, según datos de 2014 del CDC. A pesar de esto, básicamente no sabemos cuánto tiempo vamos a estar aquí. No se nos garantiza ninguna cantidad de tiempo, ni nada regalado. Podrías estar aquí durante los próximos cincuenta años o, dios no lo quiera, hasta mañana.

Hay un gran video musical de la banda Nickelback titulado *Savin' Me*. En este video, el personaje es salvado por un extraño antes de ser atropellado por un autobús. De repente, comienza a ver marcadores de tiempo que están a punto de expirar sobre la cabeza de todos. No solo está perplejo y confundido, sino que también puede sentir el límite de nuestra mortalidad. Ahora bien, digamos que pudiéramos ver los marcadores de tiempo sobre nuestras cabezas, ¿qué harías para actuar de manera diferente? ¿Elegirías vivir tu vida de manera más imprudente? ¿O vivirías tu vida de forma más reflexiva y consciente?

Todo se reduce a la libertad de elección.

Desde los dibujos en cuevas que datan de la era prehistórica hasta la época del Renacimiento y los expertos modernos, hemos evolucionado sorprendentemente como seres humanos. Hemos podido llegar a un punto en el que tenemos más posibilidades que nunca de pensar libremente y de ejercer nuestra voluntad. Con eso dicho, tenemos el poder de la *elección*; el poder de elegir el camino que quieres que tome tu vida. Te das cuenta o no, eres tú *quién dirige* tu propia vida y tienes una gran cantidad de caminos por recorrer. La pregunta es: *¿hacia dónde voy?* No existe una respuesta incorrecta a esta pregunta. Tú controlas totalmente cómo deseas abordarlo.

Otra forma de verlo es preguntarte: *¿estás viviendo la rutina repetitiva?* Por ejemplo: una persona se despierta, va a la escuela y/o a trabajar, gana dinero, cría una familia, se retira y muere. Esto es a lo que me gusta llamar la *vida dada por defecto*. ¿Te parece que puedes ser tú? No me malinterpretes. No estoy atacando a la *vida dada por defecto*. Si estás totalmente satisfecho con esto, entonces cierra este libro ahora y continúa con tu hermosa vida. Estoy hablando con aquellos que quieren un cambio o que saben que hay *algo más profundo dentro de ellos que pide algo más, algo* que un premio, un cheque de pago, un título o una licenciatura no puede darles. Algo que los despierta en medio de la noche porque saben que no pueden seguir viviendo como lo han estado haciendo hasta ahora. Algo enterrado dentro de ellos que grita que están destinados a algo más grande que ellos mismos. Algo por lo que están dispuestos a servir a la humanidad de alguna manera. Algo que les haga sentir que están más conectados con el todo, cuando, de hecho, lo estamos, porque nunca hemos estado solos. Permítame plantear estas preguntas:

Si muero mañana, ¿me arrepentiré?

¿He vivido mi vida en serio hasta ahora?

¿He sido sincero, honesto y auténtico conmigo mismo?

¿Me he expresado plenamente cada día y en todas las formas posibles?

¿He logrado lo que mi corazón ha deseado?

Las respuestas a estas preguntas te ayudarán a determinar si estás listo para pasar al próximo capítulo de tu vida, pero más notablemente al siguiente nivel. Sin embargo, antes de abordar eso, vamos a explorar cuáles son tus bloqueos, qué te impide dar ese paso fundamental. Los bloqueos nos impiden vivir nuestra mejor vida.

Como nación en 2016, hemos enfrentado muchos eventos desafiantes: tiroteos en masa, aviones perdidos, elecciones cuestionables, cuestiones de género y debates raciales. Tenemos una opción. Podemos elegir seguir la negatividad que nos rodea o ser la *luz* que brilla sobre los demás. *¿Por qué no eliminamos el ruido?* El ruido al que me refiero son las discusiones y debates sobre las diferencias que nos hacen humanos, como nuestras apariencias, sistemas de creencias, religiones, perspectivas políticas, etc. Estas facetas nos hacen muy originales, pero también pueden distraernos de la esencia básica del ser humano. La esencia básica de ser humano es el hecho de que estamos interconectados con todas las formas de vida en este planeta y que tenemos un gran potencial para crear. Centrémonos en cambio en los dones del ser humano. Consideremos el arte, la música y la danza: en resumen, nuestra creatividad innegable.

Lo que hace que la vida sea sagrada es que puede terminar en cualquier momento, y cuando tengas la oportunidad de darte cuenta de lo que ha sucedido, puede que sea demasiado tarde. *Por lo tanto, ¡elimina el ruido!* Es muy fácil quedar atrapado en la opinión de otra persona o en cómo la sociedad quiere que seas. Sin duda, vivimos en un mundo inmenso y complejo, y puede ser muy tentador querer compararnos con otra persona. Somos fácilmente influenciables por nuestros vecinos, por así decirlo. Eliminar el ruido significa no permitir que las voces que se encuentran fuera de ti guíen tus decisiones y no dejar que otros determinen quién eres. Estar solo como individuo significa eliminar lo que bloquea tu propia grandeza.

En el momento que determines quién eres y quién necesitas ser en tu vida, la siguiente pregunta es: *¿dónde están tus prioridades?* ¿Te despiertas por la mañana porque tienes que hacerlo para ir a trabajar, lidiar con el viaje de la mañana, terminar una entrega, ganar dinero para poner comida en la mesa, pagar las cuentas y el alquiler?

¿Qué es lo que te motiva a levantarte por la mañana?

Si eres como los millones de personas que no saben por qué se levantan de la cama o no han pensado conscientemente acerca de esta pregunta, entonces simplemente estás sobreviviendo o arreglándotelas. Lo relevante de esta pregunta es hacer que te enfoques en tus prioridades, deseos y arrepentimientos, y que los enfrentes.

Las prioridades nos permiten establecer qué es lo primero, ¿pero qué es lo que viene primero para ti? No me refiero a tus obligaciones familiares ni a tus obligaciones laborales. Me refiero a otra cosa. Estoy hablando de los deseos escondidos en tu ser. ¿Cuándo fue la última vez que te preguntaste qué es lo que realmente quieres? ¿Qué es lo que anhelas?

Intentemos algunos ejercicios breves *(estos se discutirán en capítulos posteriores)*:

» *Tener un enfoque y una visión.* Sin una orientación real en la vida, ¿cómo sabes hacia dónde vas? Si no lo sabes, entonces simplemente estás *perdiendo tiempo y energía.* Sin un mapa o una brújula, nos encontramos constantemente perdidos y errantes. A menos que estés satisfecho con quedarte en ese lugar, tener un enfoque y una visión te ayuda a fijar tu mirada en algo que te hace avanzar. Tener un objetivo te empuja a concentrar tus energías y tu esencia hacia algo más grande que tú mismo. ¿Alguna vez antes habías conducido hacia tu propia grandeza y potencial? Tu grandeza se define como tener un impacto positivo en otro ser humano. Recuerda que todos estamos interconectados. Por ejemplo, ayudar a construir un hogar de Hábitat para la Humanidad para aquellos afectados por un desastre natural, ayudar a cocinar en un refugio de alimentos, dar un pequeño préstamo comercial a un empresario y verlo tener éxito, o simplemente tomar la mano de una persona mayor para cruzar la calle. Tu grandeza no se tiene que medir como si fueras un superhéroe todo el tiempo. Simplemente significa dejar huella en otro haciendo el bien. Simplemente significa motivar.

» *Pregunta qué le falta a tu vida.* Al dar un paso atrás y mirar el panorama general, nos damos cuenta de que somos adictos a muchas cosas: smartphones, computadoras, redes sociales, televisión, comida rápida, alcohol, marihuana y otras drogas recreativas que se encuentran en la calle. Lo que todos ellos comparten es el hecho de que te dan un cierto pico alto que pronto es seguido por uno bajo. Otra forma de verlo es que te conviertes en esclavo de esas sustancias externas. Al fin y al cabo, abusamos de estas cosas porque buscamos llenar un espacio vacío en nuestras vidas. ¿Qué es eso para ti? ¿Podría ser la paz, el amor, la unidad, la pasión o un propósito?

» *Encuentra tu propia voz.* Tenemos esa voz interior que nos habla todo el tiempo: "Soy 'esto o aquello'" o "no soy lo suficientemente bueno para esto", o "no puedo hacer esto porque no soy talentoso". Tu voz interior o, como me gusta llamarlo, tu cotorra, puede dictar lo que *debes* hacer, cómo *debes* hacerlo y cuándo *debes* hacerlo. Nuestra cotorra es una acumulación de voces de nuestros padres, amigos, maestros y de la sociedad. Todos han tenido un efecto profundo en nosotros y nos han influenciado en más de una forma. Encontrar nuestra propia voz es algo que se consolida con nuestra propia intuición o nuestros instintos, algo más representativo de nuestra *verdad*. Escuchar nuestro instinto nos llevará a hacer mejores elecciones que si escuchamos las voces externas que oímos a diario.

» ***Volverse loco. Perder la razón.*** Hay algo muy mundano en la vida dada por defecto. No es exactamente aburrido, sino predecible. ¿No es ridículo seguir a una multitud en la misma dirección o, peor aún, seguir a una multitud y NO saber a dónde vas? Robert Frost nos dice que tomemos el camino menos transitado y que eso marcará toda la diferencia. Volverte loco significa tener sed o hambre de algo completamente diferente para ti. Sal de tu zona de confort y crea una realidad alternativa para ti. Puedes elegir una ruta poco convencional para ir al trabajo, aventurarte solo en unas vacaciones poco comunes, disfrutar de un plato diferente o adoptar un nuevo pasatiempo.

» ***Cambia tu forma de pensar.*** Nuestro modo de ser justos en la vida depende en gran medida de nuestra perspectiva, específicamente con respecto a nuestra actitud y percepción. El mundo no gira a tu alrededor. *Simplemente vivimos en el mundo.* A medida que los eventos y las personas se cruzan en nuestro camino, tenemos el gran don de elegir cómo reaccionamos ante ellos. Al contrario de lo que puedes pensar, *en realidad no tenemos control sobre nada.* Por favor, vuelve a leer lo último que he dicho. Tómate un momento para procesarlo. Se trata de un cambio poderoso si se logra implementar correctamente. Por ejemplo, en medio de un debate acalorado con tu mejor amigo pueden surgir emociones. En lugar de sentirte abrumado por tus emociones, puedes disminuir tu percepción de control y, por lo tanto, tener menos rencor en el futuro. Otra forma de no sucumbir a tus emociones es simplemente observar cómo son realmente las cosas y no juzgarlas. Solo observa las emociones y no reacciones ante ellas. Exploraremos esto más adelante en otros capítulos.

» *Estar presente.* ¿Con qué frecuencia practicas el estar aquí y ahora? Lo que quiero decir con esto es estar completamente desprovisto de distracciones y sin charlas sin sentido en nuestras cabezas, estar completamente inmersos en el momento presente. ¿Por qué es importante? *Es lo único que importa.* El pasado es historia y el futuro no está garantizado, sin embargo, pasamos la mayor parte de nuestro tiempo "viviendo" en cualquiera de los dos. Pensamos en lo que vendrá, como son los cumpleaños, los plazos de entrega, las bodas, los fines de semana, pero no vivimos en el momento presente. Recordamos y disfrutamos de nuestro pasado y nuestros recuerdos, pero no vivimos en el "ahora" mientras éste pasa de largo. *Debes estar justo aquí.*

» *Nuestro tiempo es muy valioso.* ¿Alguna vez te preguntaste cómo algunas personas pueden lograr tanto en un corto período de tiempo? Algunas personas pueden crear sus propias empresas en un plazo de 2 a 3 años, y otras pueden entrenarse para participar en competiciones de carreras con bastante rapidez. Algunos pueden cumplir los plazos rápidamente, mientras que otros llegan aún antes a su destino. Aunque esto no es una carrera, lo importante es que todos tenemos la misma cantidad exacta de tiempo. Todos disponemos de 24 horas en un día. Solo tenemos que elegir cómo gestionarlo de manera efectiva. El tiempo es un producto limitado y no se puede reponer. Una vez que lo gastas, ya no puedes recuperarlo. Esto se aplica al tiempo que dedicas a tus seres queridos, tu trabajo y tu carrera, tus pasiones y tu tiempo personal. El tiempo es más precioso que cualquier objeto tangible. Entonces, la pregunta es: ¿en qué te gustaría dedicar e invertir tu tiempo?

» *Practicar la gratitud y la humildad.* Este es un hábito increíble. Ser capaz de dar gracias y practicar la modestia mejora tu carácter general. Reconoce que los logros son el resultado de los apoyos colectivos para abrazar la unidad, el compañerismo y la hermandad. Esto se puede hacer ahora mismo. Agradece por las cosas, los eventos y las personas de tu vida, ya sea positivo o negativo el impacto que esas cosas hayan dejado en tu vida. Depende completamente de ti elegir cómo quieres que te afecte una experiencia particular. La humildad realza el desinterés.

> *"El control es elegir usar las situaciones en las que nos encontramos en lugar de dejar que ellas nos usen a nosotros. Todo lo que necesitas hacer para cambiar radicalmente tu vida es tomar la decisión de ver tus triunfos y tus tragedias como invitaciones a crecer y evolucionar".*
> -DEBBIE FORD

El propósito de los ejercicios mencionados anteriormente es ayudarte a reconsiderar cómo has estado viviendo tu vida y crear una perspectiva diferente a la que tenías previamente. Los siguientes capítulos continuarán ampliando estos conceptos.

Todo lo que ves ante ti, desde los rascacielos más altos hasta los chips de nanocomputadoras y los viajes a Marte, todo proviene de un solo pensamiento. El hombre ha consumado logros e hitos inimaginables. Todo esto nació de una idea, una inspiración o un sueño. No te estoy instando a que inventes el próximo gran artefacto, sino que te animo a ir más allá de lo que creas o creas que es posible.

Nada es imposible.

Cuando eliges creer que algo es imposible o inalcanzable, lo que realmente estás haciendo es crearte un bloqueo. Una creencia limitante. Y cuando tengas los suficientes, entonces crearás un bloqueo total en tu vida. ¿Alguna vez has conocido a ese hombre anciano gruñón que es cínico con todo? No existen límites a lo que puedas hacer en este mundo. Si quieres cantar en tu propio concierto, TÚ puedes. Si deseas ser GERENTE de tu propia empresa, TÚ puedes serlo. Si quieres tener la relación más amorosa, TÚ puedes tenerla. Si quieres tener la mejor vida posible, ¿adivina qué? TÚ puedes. Todo depende de ti. ¡Hazlo lo mejor que puedas!

PASOS A REALIZAR

- Haz una lista de tus verdaderos deseos en la vida. Como mínimo, ¿qué es lo que MÁS deseas hacer/lograr? ¿Cómo vas a hacerlo? Anota los pasos.

- Haz una lista de lo que te impide alcanzar tus deseos.

- Haz una lista de pasos a seguir para remover obstáculos o creencias limitantes.

Tus pensamientos. Tu hoja de ruta. Tus próximos pasos...

_____

_____

_____

_____

_____

_____

_____

_____

_____

_____

_____

_____

_____

_____

_____

_____

_____

Capítulo 2

Hacer

"La productividad es impulsada por el propósito y la prioridad".
- GARY KELLER, COAUTOR DE *THE ONE THING*

¿Te has preguntado alguna vez cómo un malabarista puede jugar con siete u ocho pelotas a la vez? Un acto increíble, ¿verdad? Bueno, a menos que seas un experimentado malabarista de platos, no sugeriría aplicar ese mismo principio a tu propia vida. Es vital que reconozcas que tienes limitaciones y barreras. Eso no quiere decir que el resto de cosas en tu lista de tareas pendientes no sea importante, pero hay cosas que deben tener prioridad. Como sociedad, nos encanta estar ocupados, pero a veces eso no equivale a ser productivo.

Participé en carreras de triatlón desde mi último año en la universidad y he estado enganchado desde entonces. Finalmente, cargué mi auto para irme el fin de semana con mi bicicleta de triatlón colgada firmemente en la rejilla trasera. Las zapatillas y el resto de mi equipo de carreras estaban dentro. *Hmm... falta algo,* pensé para mis adentros. *Ah, sí, mi casco.* Me di la vuelta para dirigirme hacia mi apartamento.

"¿Esto es lo que estabas buscando?", me preguntó Maddy, con una sonrisa descarada.

Me reí en respuesta. Mi amiga decidió acompañarme a mi triatlón de New Hampshire. Estaba a dos estados de completar mi gira de carreras por Nueva Inglaterra. Connecticut, finalizado. Massachusetts, finalizado. Rhode Island, finalizado. Vermont, finalizado. Todo esto es parte de mi alocado deseo de competir en todos los estados de los Estados Unidos de América. Después de una semana larga de trabajo en el hospital, estaba listo para partir. Algunos podrían llamarme guerrero de fin de semana, pero lo llevé a un nivel completamente diferente. Había programado dos carreras seguidas con tiempo mínimo para entrenar debido a mis largas horas de trabajo en los pisos del hospital. Luego, además de eso, mi familia había planeado visitarme después de que todas las carreras hubieran terminado. *¿Mencioné que tengo la mala costumbre de extenderme demasiado?* Siempre tengo la sensación de que no me alcanza el tiempo en un día. Entonces, tuve que meterlo todo.

Treinta minutos después de empacar, estábamos en la ruta, en dirección al norte. Los cielos despejados y unas autopistas abiertas nos daban la bienvenida. Había un clima perfecto de casi 23 grados centígrados. Llevábamos las ventanas bajadas. En la radio sonaba *Jon Bon Jovi* y navegábamos a velocidad de crucero. Acabábamos de terminar una conversación sobre la cantidad ridícula de videos de gatos que hay en YouTube cuando Maddy decidió tomar una siesta. Continué manejando por la ruta I-93 cuando, por el rabillo del ojo, un venado cruzó los carriles opuestos a la medianera, y luego entró en mi carril.

Todos los sonidos cesaron en ese momento. Se me salió el corazón del pecho.

Mi instinto se apoderó de todos mis sentidos y, en lugar de pisar el freno, pisé el acelerador. Esos milisegundos pasaron volando mientras avanzaba directo hacia el pobre animal y me desvié al carril derecho. Rápidamente me detuve y pare el auto. Maddy me miró con asombro e incredulidad. Mi reacción inmediata fue agradecer que ambos estuviéramos vivos, sin embargo, me dolía el corazón por la muerte de ese pobre venado.

Volvamos al presente.
Esto fue lo que cambió mi vida y mi perspectiva sobre la idea de "estar ocupado" solo por estar ocupado. Mirando hacia atrás, pensé en lo que me había pasado ese día. *¿Por qué ocurrió este incidente?* El cielo estaba despejado y las condiciones eran buenas para manejar. No tenía sueño ni estaba borracho. No estaba escribiendo ni llamando mientras manejaba. Claro, puedes decir que fue solo una coincidencia y que salen venados todo el tiempo. Pero yo llegué a una conclusión después de consultar a algunas personas. En ese momento, mi vida estaba en un estado de desorden y caos que me dejó fuera de foco haciéndome perder la dirección. Entre el trabajo, la familia y las obligaciones personales, me había forzado demasiado. Era como agarrar arena y tratar de no dejar caer ni un grano. Las cosas se derrumbarán, al igual que este incidente de la carretera. En caso de que te hayas quedado con la curiosidad, cancelé las siguientes dos carreras posteriores a ese día. Al fin y al cabo, no era consciente de lo que hacía.

Esta fue una de las fases más difíciles de mi vida debido a que me encontraba haciendo mi residencia médica. Para otros, puede ser pagar una casa, llevar a los niños al entrenamiento de fútbol, administrar el negocio de tu restaurante o simplemente cumplir con las promesas que pensaste que podrías cumplir. Para mí, tener que hacer malabarismos con semanas de trabajo de ochenta horas (a veces, más), pagar facturas, préstamos estudiantiles y mantener las relaciones personales y las obligaciones familiares se volvió como un acto de equilibrio que resultó calamitoso, como lo ejemplifica mi incidente con el venado. Fue el resultado de la falta de *sentido*.

Volviendo al concepto de "estar ocupado" en nuestra sociedad, seamos sinceros, vivimos en un mundo en el que se dice que "sin sufrimiento, no hay ganancias". En consecuencia, nos encanta estar ocupados y estamos obsesionados con cargarnos con más trabajo. Nos hemos adaptado a hacer cada vez más y más y nos esforzamos al máximo. No puedes hacer todo y esperar sentirte satisfecho y contento porque existe un límite a lo que puedes hacer *en cualquier momento*. Creo firmemente que los seres humanos son capaces de cualquier cosa, pero tendemos a hacer las cosas de una manera que no tienen sentido, sin comprender completamente lo que estamos haciendo, o al menos a lo que estamos prestando atención en el instante presente. *Entonces, ¿qué enfoque alternativo hay a esto?* Un enfoque posible es ser consciente de tus tareas diarias.

Primero exploremos algunas investigaciones sobre el exceso de trabajo.

Tomemos, por ejemplo, las largas horas de trabajo extra. Jack Nevison, un consultor de negocios y computación, revisó muchos artículos[3] científicos para concluir que más horas no necesariamente significan más productividad.

Además, según la CDC, hacer horas extra de forma prolongada se ha asociado con una mala percepción general de la salud, un aumento del índice de heridas y enfermedades, el aumento de peso, el consumo de alcohol, el tabaquismo e incluso la muerte[4]. Entonces, como puedes ver, no es solo una cuestión de hacer las cosas para terminarlas. Tu "exceso de trabajo" resulta en efectos perjudiciales para tu salud.

¿Entonces cuál es el propósito del *trabajo* excesivo? Cuando tu trabajo tiene una orientación y un enfoque claro, se pueden implementar estrategias para mejorar la eficacia y la eficiencia, con lo que reducirás la presión sobre ti. Como médico, puedo decirte de primera mano que el estrés tiene efectos sobre la salud emocional, mental y física. Esto también aplica a mí, porque no siempre ha sido como ahora. Hubo un momento en mi vida en el que no podía concentrarme en el presente ni en los instantes que tenía frente a mí. Hagamos algunas preguntas sobre por qué trabajamos demasiado:

¿Por qué estamos obsesionados con hacer tanto?

¿Por qué algunos de nosotros estamos en esta carrera perpetua de ratas?

Después de lograr "X" cantidad de cosas, ¿nos sentimos realmente satisfechos?

A veces puede ser difícil responder a estas preguntas, porque "estar ocupado" y trabajar en exceso ha sido, para algunos de nosotros, un estilo de vida al que nos hemos adaptado y algo que raramente cuestionamos.

¿Qué recomiendo? Bueno, comienzo preguntando al paciente: "¿Cuál es el objetivo de que hagas tanto? ¿Qué es lo que verdaderamente intentas lograr?"

Vamos a trazar una estrategia:

Por lo tanto, si un enfoque posible es ser consciente y estar centrado en tu trabajo, puedes pensar que es más fácil decirlo que hacerlo. Y estarías en lo cierto. Sin embargo, como la mayoría de las cosas en la vida, enfocarse y estar presente requiere práctica y sentido de la conciencia.

El primer paso es ser consciente y el segundo es priorizar:

¿Qué hay que hacer primero o lo más pronto posible?

¿A quién tengo que responder primero?

¿Es un asunto urgente o puede esperar?

La próxima vez que te encuentres con una "situación de hacer malabarismos", hazte las preguntas anteriores. A su vez, elimina tareas que puedan realizarse más tarde y no ahora. Saca las cosas menos importantes de tu lista de prioridades. Al hacerlo, minimizas la carga sobre ti mismo. ¿Cómo sabes si lo estás haciendo correctamente? Excelente pregunta. Bueno, en primer lugar te sentirás *más ligero*. Cuanto menos te pongas sobre tus espaldas, menos estrés tendrás. Mientras menos estrés tengas, MÁS podrás enfocarte y dedicar energía en las otras cosas que precisan atención. El fondo de la cuestión es hacer menos o *consolidar* lo que haces. Y cuando sea posible, ¡*DELEGA*! No hay nada de malo en pedir ayuda. Solo eres una persona. Puedes hacer mucho solo hasta que se encienda el "indicador de luz del motor" y estés cerca del punto de quiebre.

Una de mis analogías favoritas es la del punto de control de seguridad antes de abordar el avión. Si alguna vez has tenido la oportunidad de volar en un avión, esta es una de las muchas medidas de procedimiento que la gente del vuelo toma para garantizar la seguridad. En caso de una emergencia durante un vuelo, las máscaras de oxígeno caen del techo y comienza a fluir el oxígeno. Para aquellos que han estado antes en un avión, ¿quién es el primero que tiene que colocarse la máscara? ¿Tú o la persona que está a tu lado? (Pista: mira un espejo).

¡Así es, TÚ!

Constantemente aplico esta analogía al bienestar de mis pacientes. Si no te cuidas y te pones como prioridad principal, no puedes enfrentarte a este mundo con estilo y elegancia. Algunos de los que estén leyendo esto son madres, jefes, sacerdotes, cuidadores, líderes de su comunidad, gerentes. Hay personas que dependen de ti. Has decidido servir a los demás con tu sentido del deber y tu pasión. ¿Qué pasaría si no te cuidas? He aquí a lo que te llevará hacer demasiadas cosas:

[Estrés (por obligaciones, miedo o culpa) → falta de sueño, pérdida de apetito, cambios de peso, malas relaciones, etc. → enfermedad → enfermedad crónica (hipertensión, diabetes, desequilibrio de la tiroides, cáncer, etc., como resultado de no haber visto un médico antes porque puedes "quedarte o salir adelante"). → Muerte]

¿Entiendes lo que digo? Continuemos.

Aprender a decir "no"

Hay algunas personas a las que me gusta llamar "complacientes de los demás". No tengo ninguna duda de que si te tomas unos minutos, podrás pensar en un par de personas exactamente así. ¿Qué tienen estas personas en común? Eligen no decir no por temor a disgustar al otro. Algunos consideran que esto es una debilidad o un atributo "malo". Con el tiempo, estas personas se desempoderan a sí mismas porque eligen hacer de los demás una prioridad en lugar de priorizarse ellos mismos. Entonces, ¿en qué se diferencian las personas que complacen a los demás, por ejemplo, de las personas que son cuidadores reales? Se trata de elegir. Los cuidadores tomaron la decisión de cuidar a otra persona, ya sea de manera profesional o no. Alguien que todo el tiempo complace a los demás cede su libertad de elección a esa otra persona y, por lo tanto, se desempodera a sí mismo.

Entonces, ¿qué significa aprender a *decir "no"*?

Decir "no" sirve para crear un límite entre tú y la otra persona que te está pidiendo algo que no puede hacer en ese momento. Decir "no" también cultiva el respeto por uno mismo. Al decir que no, eliges respetar tu propio tiempo y energía al no dejar que se pierda en ningún otro lugar donde no pueda brindar un beneficio. Por último, de esta forma no agregarás más a tu *plato ya demasiado lleno.* Solo tú eres consciente de cuánto puedes dar o recibir en un momento dado. Todos somos individuos únicos y nuestras capacidades de lo que podemos manejar son diferentes.

Está bien decir no. Permíteme decir esto de nuevo. Está BIEN decir no.

El mundo *no* se romperá en pedazos. *No* terminará. ¿En el peor de los casos? La persona que te lo pide... se lo pedirá a otra persona. Listo. A seguir adelante.

» **Priorizar**. Reiteremos esto aquí. Mira lo que *necesitas* hacer y confróntalo con lo que *quieres* hacer. Primero, las cosas que NECESITAS hacer. ¿Qué necesitas? Bueno, depende de lo que priorices. Facturas de servicios públicos y renta, obligaciones familiares, trabajos de proyectos a punto de vencer, las necesidades de tu pareja, las necesidades de tu hijo. ¿Qué quieres? ¿Es necesario comprar esa parrilla elegante para la barbacoa o tu quinta bolsa de Michael Kors? ¿Qué vendría primero entonces? ¿El recital de piano de tu hija o un partido de fútbol el domingo por la noche con tus amigos? Cuando hagas una lista de tareas pendientes, dale prioridad a lo que es más importante o urgente y hazlo primero. Está bien si eliges priorizar las necesidades y deseos de los demás antes que los tuyos propios. No hay nada de malo en eso, pero recuerda que también debes abordar tus propios deseos y necesidades. Esto le dará más equilibrio, satisfacción y felicidad a tu vida.

» **Dejar ir**. Los apegos a eventos, cosas y personas causan a los humanos mucho sufrimiento innecesario. En la conocida carrera de locos, cosas como el dinero, el estatus y los títulos tienden a despertar nuestra preocupación y atención. Siempre hay una percepción de que estas cosas hacen que el "mundo gire". Ten en cuenta este escenario hipotético común: si dejamos de lado nuestro apego a las cosas, incluido el dinero, ¿qué debería motivarnos entonces? ¿Qué hace que tus prioridades sean importantes? Deja ir los apegos que te alejan de cumplir tus prioridades *verdaderas*.

» **Simplificar**. Saca las cosas innecesarias en tu vida. Esto se puede aplicar a personas, cosas materiales o cualquier cosa que requiera tiempo, concentración y energía fuera de tus actividades diarias. Deja ir todo lo que te chupe el tiempo y te cause tensión mental. Todo lo que causa tensión mental son cosas que no contribuyen a tu objetivo general o conjunto de prioridades. Por ejemplo, hacer un turno extra por un amigo cuando podrías estar ensayando con la guitarra, o salir con compañeros de trabajo en lugar de dedicar más tiempo a tu tesis de psicología. También piensa en consolidar tu lista. Si ciertas cosas se pueden lograr con un solo paso en lugar de cinco, entonces hazlo. ¿Por qué gastar energía extra?

Recuerda preguntarte: ¿qué importancia tiene lo que estoy haciendo en mi vida en general?

¿Hay elementos que pueda quitar de mi "plato lleno"?

En nuestra vida práctica, tenemos facturas que pagar, obligaciones familiares y obligaciones laborales. Al simplificar tu vida, dejas espacio para las cosas importantes y de esta forma sacas el máximo provecho de ellas. Asegúrate de separar tu vida práctica de tus propios deseos internos y de los pasos que necesitas seguir para alcanzarlos. Cuando alcanzas tus deseos internos, esto simboliza lo brillante que eres. Tienes la oportunidad de compartir lo que eres y no solo de "hacer sin sentido" cualquier cosa. Lo que haces es un gran trabajo, y tu trabajo afecta a todos los que te rodean y a los que están lejos, te das cuenta o no.

PASOS A REALIZAR

- ¡Tómate un tiempo y *no hagas* absolutamente nada! Esto requerirá práctica y paciencia.

- Haz un *ayuno* de tecnología, teléfono y redes sociales durante un día, una semana o un mes. Escribe cómo te sentiste en cada etapa durante este proceso.

- Consolidar o minimizar tu lista *de tareas pendientes* también te relajará. ¡La simplicidad es la clave!

- Haz dos columnas y etiquétalas: vida humana práctica vs. vida que impacta en el mundo. Luego enumera los pasos necesarios para alcanzar ambas.

Tus pensamientos. Tu hoja de ruta. Tus próximos pasos...

_____

_____

_____

_____

_____

_____

_____

_____

_____

_____

_____

_____

_____

_____

_____

_____

Capítulo 3

Pasión por viajar

"El viaje verdadero de descubrimiento no consiste en buscar nuevos paisajes, sino en ver con nuevos ojos".
- MARCEL PROUST

No hay nada comprable a viajar por tu cuenta. Para mí, todo comenzó a una edad temprana. Tuve la suerte de haber podido viajar con mi familia cuando era niño. Aunque todo comenzó con los viajes de verano por carretera para ir a Disneyland desde nuestra casa en Nueva Jersey, más tarde fue progresando a giras por Europa y visitas a la Gran Muralla de China. Mi familia ya había plantado en mí esa semilla de exploración y curiosidad que ha continuado y florecido en mis años adultos. De mis viajes, aprendí algunas lecciones valiosas que comparto con mis pacientes.

1. ***Observar y escuchar.*** Estas dos habilidades sumadas con la compasión son, en mi opinión, las tres mejores herramientas que se puede tener como médico. Este es un extracto de mi viaje a Queensland, Australia, donde aprendí esto:

Algo ha cambiado una vez más. Me siento rejuvenecido. Exhalé profundamente mientras cerraba brevemente los ojos. Levanté la cabeza y miré hacia los edificios del distrito de negocios del centro de Sídney, Australia. Montones de peatones caminaban a mi lado mientras yo me encontraba parado en medio de la vereda. A pesar de estar rodeado de hordas de personas, sentí como si estuviera solo, disfrutando del ambiente.

Lo que ha regresado a mí de nuevo es el sentimiento de *asombro* y *descubrimiento*. Mientras caminaba hacia el sur por la calle Pitt, reflexioné sobre los días anteriores y sonreí. Finalmente logré mi sueño de bucear en Australia y descubrí un paisaje completamente nuevo en un continente nuevo, uno que había estado fuera de mi alcance por muchos años. En los últimos días, caminé atravesando una selva tropical, buceé en la impresionante Gran Barrera de Coral, subí a lo alto del puente de la bahía de Sídney e incluso tomé clases de surf en la famosa playa de Bondi.

Por otro lado, no se trata solo de los paisajes impresionantes de las costas y playas australianas o de las vistas aéreas fascinantes de los 2 300 kilómetros de longitud de los arrecifes de coral. Es la *gente*. Estoy muy impresionado con ellos. Ya sea el joven que dio su asiento del autobús a un anciano que iba con un bastón o la amable cajera que me ayudó probándose dos camisetas cuando estaba comprando para mi hermana menor, la gente de Australia me recordó que el sentido de *comunidad* corre por nuestras venas, a veces instintivamente. Ha sido asombroso verlo de nuevo.

Una sonrisa se dibujó en mi rostro mientras me reía entre dientes. Cuando viajas, puedes tropezar con baches en el camino y, así me lo deparaba el destino, me picó una medusa, casi sufro síndrome de descompresión rápida [*cuando tienes dolores y molestias y puedes delirar por el exceso de gas nitrógeno en el cuerpo debido al buceo...*

en resumen, algo malo], y, *ah* sí, olvidé por completo conseguir una visa de viaje hasta el día de mi partida a Australia. De alguna manera extraña, continué con el viaje. Como dije, *me lo deparaba el destino.*

Observar y escuchar me enseñó a utilizar mis otros sentidos. Esto es más notable en un entorno completamente nuevo en el que estás obligado a usarlos. Constantemente entreno mis otros sentidos viajando. Los pacientes aprecian esto aún más porque puedo comunicarme holísticamente con ellos a un nivel más profundo.

2. Tropezar. Tropezar es ceder, dejar ir las creencias limitantes del pasado y recrearse, a veces diariamente. La vida pasa, nos encontramos con errores todos los días, y eso está bien. Solo vuelve al camino y aprende de ellos. A veces, se justifica una dosis de inocencia. En mi caso, en ese momento, no había investigado lo suficiente sobre cómo obtener una visa de viaje antes de embarcarme en mi viaje a Australia. En vez de castigarme a mí mismo, algo que tuve todas las oportunidades de hacer, me encogí de hombros y seguí adelante. *¿Cuál era el sentido de castigarme a mí mismo? ¿No se me permite ser descuidado a veces?* La mayoría de nosotros nos juzgamos todos los días y, a veces, en cada momento. Es una *enfermedad.* Tuve que ser amable conmigo mismo, pero esto es lo que me encanta de los viajes: la oportunidad de redescubrirme y aprender una y otra vez. Para mí, ese era el verdadero sentido de viajar: una de las pocas oportunidades de aprender, crecer, madurar con entusiasmo, en pocas palabras, de ser inteligentes. No hay final siempre y cuando estés dispuesto a abrir los ojos. Si estás leyendo y eres un adulto, ¿significa esto que eres inmune a los errores que una vez cometiste siendo niño? ¡NO! ¡Eres un ser humano increíble que está evolucionando permanentemente! Prosperar es reconocer que eres *humano.* Y una parte de ser humano tiene que ver con permitirte vagar, perderte y tropezar. ¡Entonces, asume esos riesgos y comete esos errores!

3. *Experiencias, no cosas*. Cada uno tiene sus propios intereses, pasiones y pasatiempos. Lo mío es viajar. Hay algo mágico en recorrer otro país, especialmente si es un mundo completamente nuevo. Cada vez que viajo, obtengo un nuevo conjunto de sentimientos, sensaciones, experiencias y lecciones que no se pueden obtener al comprar un auto nuevo o el último televisor. Tener experiencia es mejor que comprar *cosas* materiales.

"Invertir en experiencias".
-DAN BUETTNER, EXPLORADOR DE NATIONAL GEOGRAPHIC,
AUTOR DE *THE BLUE ZONES*

Por favor, no me malinterpretes. No hay nada de *malo* en acumular cosas. Eso puede aportar algo de novedad y cierta emoción, pero es solo temporal. Adquirir cosas te dará una falsa sensación de satisfacción y felicidad. Durante mis viajes a Australia, pude conversar sobre el sistema educativo con un noruego, tener una discusión fascinante sobre la arquitectura clásica con un alemán y pedirle a alguien de Rusia su opinión sobre la importancia de la independencia personal. *¿Dónde más puedes encontrar esto?*

En ningún otro sitio que no sea ahí afuera

4. *Exploración*. Otro gran aspecto de viajar es que refuerza tu libertad personal. Una vez, un amigo mío me preguntó con curiosidad: "¿Cómo puedes viajar solo? ¿No te sientes solo?"

Lo pensé por un minuto y respondí: "No se trata tanto de si soy capaz de hacerlo, sino de si estoy dispuesto a hacerlo o no". Si te concentras en las razones para NO viajar, no es una decisión fácil. Por ejemplo, no tienes tiempo o dinero, tienes obligaciones. Sin embargo, la capacidad de ser valiente y aventurarte por tu cuenta te genera beneficios que no tienen precio. No se trata de lo que veas o hagas, sino de lo que experimentarás y te llevarás de tu viaje, especialmente de aquellos que no anticipaste ni planificaste.

Los viajes requieren una cierta dosis de planificación y organización, pero asegúrate también de dejar espacio para la espontaneidad. Por otro lado, también se necesita un cierto coraje para viajar solo, especialmente a un país en el que no hayas estado antes o que conozcas poco. Al principio, dudaba en dar ese salto para viajar solo, pero una vez que lo hice, nunca miré atrás. Para todos aquellos que estén pensando en viajar por su cuenta pronto, prepárense visitando sitios de viajes populares y haciendo su propia investigación. Esto, al final, les ahorrará tiempo y recursos.

Sin embargo, tener tiempo para hacer turismo puede ser un obstáculo por sí solo. Algo interesante a tener en cuenta sobre los Estados Unidos es que, en comparación con otros países, en realidad disponemos de muchas menos oportunidades para aventurarnos en un viaje. Según los informes del Centro de Política Económica e Investigación (CEPR) de 2013, todos los países de la Unión Europea tienen por ley al menos cuatro semanas laborales de vacaciones pagas[5]. Por su lado, la ley de Estados Unidos no exige ni un solo día de vacaciones o días libres pagos[6]. Esto se relaciona con mis viajes a Sudáfrica, donde me alojé en un hotel local en Ciudad del Cabo. Conocí a una joven de Holanda y a un trabajador de Australia. Ambos me reportaron que no es raro tomarse unos meses de descanso antes de su próximo trabajo o antes de comenzar un nuevo semestre de estudio en la universidad. En este punto, a menos que te vayas de Estados Unidos, yo no esperaría hasta que tu jefe te dé unos días libres. *Practica poniendo dinero en una "cuenta de viaje" y ahorra para el viaje de tu vida.* O mejor aún, descubre zonas nuevas a explorar cerca de tu casa. No necesariamente necesitas que sea un viaje lujoso, basta uno que te lleve a un lugar nuevo en el que no hayas estado antes. Intenta hacerlo con alguien más, lleva a tu familia o amigos, o, como yo, simplemente ve por tu cuenta.

"El hombre que va solo puede comenzar hoy, pero el que viaja con otro debe esperar hasta que el otro esté listo".
—HENRY DAVID THOREAU

Un par de observaciones al respecto...

» ***Viajar es descubrirte a ti mismo.*** En 1983, Howard Schultz viajó a Italia y descubrió la romántica cultura cafetera italiana. Llevó el concepto a Estados Unidos, y desarrolló y mejoró a *Starbucks* hasta convertirlo en lo que es hoy. A la edad de cuarenta años, Dietrich Mateschitz viajó a Tailandia y descubrió una cura para el cansancio gracias a una bebida de tónica en jarabe. Después de comprar los derechos de la pequeña empresa, cofundó *Red Bull*. Sin embargo, no es necesario que te aventures tan lejos como estos dos caballeros para encontrar tiempo contigo mismo. ¡Funciona igual de bien un paseo por el parque de tu vecindario, la playa o la plaza de la ciudad! Pon algo de música y ahoga el ruido exterior. Al darte la oportunidad de alejarte de tu entorno de rutina, puedes liberar tu mente y tu alma. Cuando eso suceda, podrás expresarte de maneras en las que antes no podías. Solo piénsalo: cuando estás solo, minimizas la cantidad de distracciones, interrupciones e interferencias. Entonces, cuantas menos distracciones tengas, más claro podrás ser contigo mismo.

» ***Viajar es escuchar y comprender a los demás.*** La oportunidad de poder comunicarse con otra persona de un mundo diferente no tiene precio. Es algo más que leerlo en un libro o verlo en Travel Channel o en las películas. Tendrás la oportunidad de ver el mundo de otra persona a través de sus propios ojos. Por ejemplo, la gente de la India trata a las vacas como seres sagrados. Ven al animal como un símbolo de la tierra y como una fuente de alimento. En Brasil, el amor por el fútbol comienza a una edad muy temprana. A veces aprenden a patear una pelota de fútbol antes de aprender a caminar. En Sudáfrica, es frecuente que cuando saludas a una persona, en lugar de las típicas respuestas "bien" o "estoy bien", respondan diciendo: "¡Cientos!" Aprender las costumbres o la cultura de otra persona te hace comprender y eso te lleva a tener más respeto y tolerancia. Tenemos más similitudes que diferencias a pesar de lo que nos parecemos por fuera.

» *Viajar es descubrir el amor interior.* Dicen que el *verdadero hogar está donde uno tiene a los suyos.* Si fuera así, ¿cómo lo sabrías si no te atreves a salir de ahí de vez en cuando? En el invierno de 2016, regresé finalmente a casa tras viajar y trabajar por dieciséis meses. No es suficiente con decir que estaba agotado. Inicialmente, antes de que comenzara el año, quería visitar a más ciudades. El encanto de vivir en muchas ciudades me sedujo. Sin embargo, después de viajar durante tanto tiempo, sentía una necesidad esencial de volver a casa para restablecerme. Tras explorar los cinco continentes en dieciséis meses, tuve que reorganizarme *volviendo al principio.* Para descubrir el amor que hay dentro de ti, es importante que admitas que todo comienza contigo. En mi caso, comenzó con hacerme con el coraje necesario para dar el primer paso. Volver al principio te permite aprovechar esa base o las raíces desde las que comenzaste; un recordatorio de cómo empezó todo.

» *Viajar es alcanzar cotas más altas.* Hubo muchas veces en las que dejé de hacer cosas que quería hacer. El paracaidismo fue una de ellas. Por supuesto, es un punto muy habitual en la lista de cosas para hacer antes de morir, pero para mí significó más que eso. Verás, no me gustan mucho las alturas, así que pensé que el paracaidismo sería el siguiente paso lógico. Me aseguré de llamar a mis seres queridos en caso de que sucediera algo lamentable. Este es un extracto de la conversación con uno de mis mejores amigos mientras me encontraba en Mesquite, Nevada.

"Solo llamo para decir adiós", le dije a mi amigo Johnny.

Silencio. El silencio se espesa.

"¿Qué quieres decir con eso?", preguntó con voz preocupada.

"Quiero decir que estoy a punto de hacer algo que no he hecho antes y, si no lo logro, quiero asegurarme de que sepas lo buen amigo que eres para mí", le expliqué con sinceridad.

"Bien... Deja de burlarte de mí. ¿Qué vas a hacer?", gritó.

"Amigo, no te preocupes. Solo estoy jugando. Voy a hacer paracaidismo", me reí mientras rompía la tensión.

"Vaya hombre, casi me da un ataque al corazón. Pensé que ibas a hacer algo estúpido... ESPERA, ¡¿VAS A HACER QUÉ?!, gritó.

Me imagino lo que estás pensando. *¡Yo no me subo a un avión para luego saltar voluntariamente de él a 13 000 pies de altura!* No, no, no es eso lo que te estoy pidiendo. Lo que te pido es que intentes algo nuevo y diferente, y no, no tiene que ocurrir a 13 000 pies de altura. *¿Por qué probar algo diferente?* Bueno, puedes descubrir que eres más valiente de lo que pensabas, y cuando esa situación lo requiera... ¡hazlo y salta! En cada uno de nosotros, hay un superhéroe. ¡Atrévete!

~ ~ ~

Para viajar, no es necesario gastar mucho ni elegir un destino muy extravagante. El objetivo es que te alejes de tu rutina habitual y que, literalmente, sacudas tu ser mental, espiritual y físico de vez en cuando. La belleza de viajar consiste en descubrir ambientes nuevos, así como en explorar el mundo exterior y también el interior. El mundo es tu clase. Aprende de él.

¡¡¡ANÍMATE Y VIAJA!!!

"No viajamos para escapar de la vida, sino para que la vida no se nos escape".
—ANÓNIMO

PASOS A REALIZAR

- Planea un viaje nuevo en tu ciudad o estado y luego un viaje nuevo a otro estado en el que no hayas estado antes. Se recomienda una semana para ambos.

- Planea un viaje nuevo en un país diferente. Sí, puedes empezar con Canadá o México.

- Anota las cosas que has aprendido en cada lugar nuevo, así como las cosas que has aprendido sobre ti mismo durante el proceso.

- Planea pasear usando los cinco sentidos. Escribe no solo lo que ves, sino también lo que oyes, hueles, saboreas y sientes. Te sorprenderá lo que descubrirás.

Tus pensamientos. Tu hoja de ruta. Tus próximos pasos...

Capítulo 4

Amor

"Me acepto incondicionalmente
en este momento".
— LOUISE HAY

Este tema es uno de los ingredientes clave de la *medicina para prosperar*. Contribuye a la fuerza impulsora y a constituir el *por qué* en tu propósito general de vida. Sobre el amor se han escrito cosas durante siglos en varios medios y es algo que siempre será deseado. ¿Es algo que tienes que buscar afuera? ¿O puede manifestarse también desde dentro? El amor existe en muchas formas diferentes más allá del amor romántico, aunque ese es el amor que buscamos más comúnmente. A veces, el amor no tiene por qué aparecer en otra persona.

El asombro, la curiosidad y la emoción iluminaron su rostro mientras caminaba por las calles llenas de gente en Times Square, Nueva York. La considerada como la "ciudad más grande de la Tierra" y "la ciudad que nunca duerme" claramente no la decepcionó esa noche. El aire de esa noche de viernes era fresco y vigorizante, por no decir más.

No. ¿¡A quién estoy engañando!? ¡Se estaba congelando!

Nacida en la Costa Oeste, mi amiga no estaba acostumbrada al frío invierno de la la región noreste del país. Al haber crecido en esa zona, yo sí. Era la sensación de viento lo que le daba ese toque glacial tan especial, haciendo que se sintiera como siete grados bajo cero cuando en realidad había un grado bajo cero. Sin embargo, todo eso no le impidió absorber toda la energía que emana de Times Square. Y puede emanar mucha. La cara de Arianna se veía hipnotizado por todo.

Sin embargo, esto fue raro para mí. ¿A dónde ir primero al recorrer Nueva York con alguien que no había estado antes en la ciudad? ¡Nunca! *¿Dónde llevar a un novato? ¿Cómo te manejas por una ciudad que tiene ocho millones de habitantes?*

Bueno, pensé, *podría hacer una lista o simplemente improvisar.* Como viajero ávido que soy, mantengo un equilibrio entre planificación y espontaneidad, y disfruto el misterio que implica el descubrimiento de nuevas experiencias. Por lo tanto, tomé en cuenta sus sugerencias de lo que ella quería y agregué algunas de las mías. Primero caminamos hacia los lugares *"turísticos"*: desde el impresionante Central Park hasta las impresionantes vistas del horizonte nocturno de la ciudad desde lo alto del Rockefeller Center, pasando por viajes en un taxi neoyorquino. ¿Pero cuál fue su lugar favorito? El *metro.*

Yo me rascaba la cabeza mientras la miraba sin comprender. *Estás de broma, ¿verdad?*

"¿Por qué el metro?", le pregunté con curiosidad.

"Bueno, para mí, es tan vasto y complejo, y todo sigue funcionando al mismo tiempo. Además, me sorprende lo hermoso que es ver a todas estas personas en su día, pero sin darse cuenta de que están en este caos organizado ", se rio.

Esa risa. Y las pequeñas lágrimas que salieron con esas risas.

Podría haber escuchado esa risa todo el día. Lo que no sabes es que hay otra capa de todo esto: *mi amor inquebrantable por ella*. Nos habíamos conocido hacía apenas menos de un año, cuando yo trabajaba en una clínica en Nevada. Nos conocimos en una clase de baile latino. Pensé que, como chino-estadounidense, tomar algo de ritmo en realidad me haría bien. Cuando estaba en la universidad, coqueteé un poco con el baile de salsa, estudié en el extranjero, en España, y hasta pude presenciar baile flamenco, lo que me llevó a comprender el baile a un nivel superior. Entonces, volviendo a la clase de esa noche, estaba seguro de que no tendría ningún problema.

Salvo por una cosa.

Nadie me dijo que iba a encontrarme con *ella* esa noche. Lo que me atrajo de ella fue su belleza sorprendente combinada con su dulzura y su risa contagiosa. Basta con decir que me enamoré fuerte esa noche, por segunda vez en mi vida.

"¿Es tu primera vez aquí?, me preguntó mientras yo tropezaba.

"¿Es tan obvio?", reí.

"Bueno, es bastante sencillo. Es uno-dos, uno-dos...", ella me instruía, mientras su voz se apagaba de forma gradual.

Pues bien, como ocurre con todas las cosas que son demasiado buenas para ser verdad, tuve que volver al planeta Tierra con bastante rapidez. Mala suerte la mía, ella ya estaba con alguien. *Sí, también oí cómo el cristal se rompía en mi cabeza.*

Avancemos unos meses, unas cuantas citas juntos y un gran acto de fe para venir a la Costa Este, y, ahora, aquí nos encontramos, en las calles de Manhattan, juntos. Ahora bien, casi puedo adivinar lo que estás pensando: *cuánta tontería e ingenuidad. ¿Qué haces perdiendo tu tiempo?* No importa cuántas veces trate de ocultarlo, siempre seré un *romántico empedernido*. Sin embargo, en este momento, por más desafiante que parezca estar con una mujer que ya sale con otra persona, me encontré con un aprendizaje vital de mis viajes.

Uno de los secretos para *prosperar* es enfocarse en las cosas que tienes en lugar de en las cosas que no tienes.

Me recuerdo sintiendo mucho dolor después porque una persona que amaba no estaba disponible y no había nada que pudiera hacer al respecto. Me tomó mucho tiempo superarlo, procesar y comprender cómo se relacionaba con el panorama general de mi vida.

Muchas veces, en tanto que seres humanos, caemos fácilmente en la trampa de mirar a la persona que está a nuestro lado y sentirnos envidia de lo que tienen: ya sea un auto nuevo, un trabajo nuevo, el último modelo de smartphone… la lista continúa y es interminable. ¿Por qué ibas a que*rer* todas estas cosas? Tienes todo lo que *necesitas* en la vida. Cuando te enfocas en cosas que tienes en tu vida, como la familia, amigos, modelos importantes a seguir, tu salud, etc., la gratitud es manifiesta. La gratitud supera nuestro deseo de cosas y eventos temporales. El amor para mí fue conciencia + apreciación + gratitud.

Además, también es importante reconocer cuándo ciertas cosas no están destinadas para ti, saber que es necesario dejarlo pasar y apreciar lo que puedas tener, sin importar el tiempo que dure. Puedes llamarlo destino, suerte o lo que sea, pero las personas entran en tu vida por alguna razón. Sea positiva o negativa la experiencia que se genere, debes aprender la lección para no repetir ciertos errores en tu vida. También creo que de cada experiencia surge algo hermoso, lo identifiquemos o no. Hay que desarrollar el sentido de *conciencia* con el fin de recoger los frutos en forma de lecciones y *belleza*. ¡Esto requiere práctica! Me esfuerzo por hacerlo todos los días. La otra opción es quedarse atrapados en el círculo vicioso de repetir errores perjudiciales una y otra vez. Divorcios, discusiones, problemas de salud crónicos: ¿te suena algo de esto?

La mayor lección que aprendí al pasar este precioso tiempo con mi amiga fue que, aunque en verdad la amaba, estaba más que satisfecho con no recibir *nada* a cambio. Para mí, eso fue *amor*. El no tener expectativas ni esperar resultados de lo que hiciera me permitió disfrutar de mis momentos con ella mucho más. Se trata de dar y compartir. En mi caso, fue compartir mi tiempo con alguien especial.

Lo que nos enriquece son las experiencias, no las cosas.

Cuando nacemos en este mundo, llegamos a él sin nada. Cuando nos marchemos de este mundo, también lo haremos sin nada. No podemos llevarnos "cosas" con nosotros. Solo podemos llevarnos recuerdos y experiencias. Eso es lo que da forma al amor: vivir una vida plenamente intencionada. Enfrentar la práctica con ese tipo de mentalidad te sacará del ciclo de querer algo a cambio. Probemos un ejercicio:

» ¿Te acuerdas de tu recuerdo favorito de la niñez? Describe los detalles.

» ¿Recuerdas tu primer beso? ¿Cómo te hizo sentir?

» ¿Y cuando nació tu primer hijo? Cuéntame las emociones que sentiste en ese evento.

¿Qué hicieron todas estas experiencias por ti?
¿Cómo hicieron que tu vida se elevara?

Te animo a que escribas las respuestas a estas preguntas y reflexiones sobre ellas. Profundiza y analiza los eventos más significativos que han causado los mayores cambios dentro de ti, ya sean positivos o negativos, y siempre pregúntate *por qué* y *cómo* te cambiaron. El mero acto de escribir estas experiencias y revivirlas reforzará el porqué de que estés aquí y el porqué de levantarte cada mañana, y te hará comprender hasta dónde puede tolerar y perseverar el espíritu humano. ¡Porque eres un ser humano increíble!

Entonces, ¿qué pasa con el amor incondicional? ¿Qué significa esto en realidad?

Ahora bien, no soy un experto en relaciones ni un gurú del amor pero, para mí, el amor incondicional es tratar todo y a todos con igual valor. Es el ejercicio de aceptar las condiciones y las personas tal como son y de apreciar su existencia. *¿Confundido? Bueno, no dije que esto fuera fácil.* Hagamos una analogía simple. Imagina a tu perro. ¿No tienes? Entonces, pide prestado el de tu vecino. ¿Lo tienes ahora? De acuerdo, imagina esto:

Digamos que vas a trabajar con grandes intenciones de que sea un día perfecto. Hay mucho tráfico por la mañana, alguien te grita y, al llegar a tu escritorio, te encuentras con una montaña de papeles. Se acerca la hora del almuerzo y tu jefe te da más trabajo para hacer. Se producen tres discusiones a tu alrededor mientras intentas calmar a tus compañeros de trabajo. Llega la hora de tu almuerzo, terminas tu día y regresas en hora punta a tu casa, donde te espera tu perro.

¿Te sientes un poco irritado, tal vez un poco enojado, al llegar a casa? ¿Qué sientes? Bien, ahora sal a darle una vuelta a tu perro. ¿Te va a juzgar tu perro si estás enojado, irritado o simplemente odias tu trabajo? ¿Si piensas algo malo de ti mismo o no tienes autoestima en ese momento particular, crees que tu perro te va a juzgar o mirar de otra manera?

No. Tu perro es *puro amor*. Es *incondicional*. Él se acerca a ti sin importar lo que pase, no solo cuando las condiciones son las adecuadas para él. *Tu perro simplemente aparece.* Puede parecer una analogía extraña, pero practica el acto de acercarte a tu esposo, madre, vecina, maestra, nieta, amiga o compañera de trabajo solo porque puedes hacerlo. Eso es amor. Todos tenemos amor los unos por los otros. Todos somos manifestaciones de amor. Hazlo aparecer. El resto vendrá solo.

> *"Tu corazón es como esa cocina mágica.*
> *Si abres tu corazón, ya tienes todo*
> *el amor que necesitas".*
>
> - DON MIGUEL RUIZ

Entonces, ¿qué pasa con el amor propio?

Este es probablemente un regalo esencial que puedes hacerte no solo a ti mismo, sino también a los demás. El amor propio es la práctica de reconocerse y aceptarse a sí mismo. Reconoce que eres humano y todo lo que trae contigo como ser humano, tanto las partes claras como las oscuras. Acepta tu existencia y comprende su conexión con todas las personas y cosas. Acepta que eres hermoso sin importar la "historia" que te cuenten o lo que diga cualquier persona a parte de ti. Acepta que ya eres *perfecto* porque simplemente *existes* en este mundo.

Otra forma de ver esto es valorar dónde te encuentras en este momento específico de tu vida:

1. ¿Cómo te sientes cuando estás con los demás? ¿Te mueres por qué te presten atención o tiendes a alejarte debido a lo que otros puedan percibir de ti?

2. ¿Te inclinas por la soledad o prefieres pasar la mayor parte del tiempo con los demás porque te siente solo?

3. Cuando estás con tu pareja, ¿tiendes a seguir lo que te dicen que tienes que hacer, incluso si te ubica en una posición incómoda? ¿Te la pasas culpando a tu pareja por todo lo que sale mal?

El propósito del amor propio no es ser *egoísta* y pensar solo en ti. La idea es llenar tu propio "tanque de gasolina" para que puedas compartir con los demás sin sentirte asaltado. Con respecto al amor, prefiero usar la frase "compartirte a ti mismo" en lugar de "darte a ti mismo". Lo que quiero decir con esto es que cuando comprendas lo INCREÍBLE que eres, te sentirás satisfecho con todo lo que ha ocurrido en tu vida y con lo que realmente tienes. También comprenderás que aparte de ti mismo no hay nada más en este planeta que te proporcione lo que necesitas. ¡De ahí proviene la *autoestima*: ES DECIR, DE TI! y solo puede venir de ti. De ninguna otra parte y de nadie más. Una vez que tu "tanque" esté lleno de amor propio y comprensión, entonces aceptarás que *no es algo que se da, sino que se comparte*. Una vez que hagas eso, tu mundo cambiará.

¿Cómo practicas el amor?

En pocas palabras, todos los días, en cada acción, en cada momento

Empieza por no juzgar. Esfuérzate por entender que *nada* en la vida está realmente bajo nuestro control. Solo tenemos control sobre cómo reaccionamos ante nuestro mundo exterior. Esto incluye cómo nos comunicamos con las personas, cómo lidiamos con los traumas y los eventos, y cómo no podemos cambiar las cosas que nos rodean, sino simplemente aceptarlas tal como son.

Continúa siendo amable sin importar qué pase. Incluso cuando creas que ciertas personas no lo merecen. Al ser un *líder*, darás un ejemplo diferente a aquellos que han sido negativos y miserables con otros. Con solo elevar tu energía, instantáneamente les darás una perspectiva diferente. Mostrando que, en lugar de que *la miseria ame la compañía, la miseria no puede sostener la compañía*.

Los conceptos de gratitud y aprecio, amor incondicional y amor propio se mencionan aquí para volver a enfatizar el hecho de que el amor existe en muchas formas diferentes además del amor romántico. Te enseña el valor de simplemente aceptar lo que tienes. El amor existe sin condiciones. Eso realmente es suficiente, no importa cómo te vea el mundo exterior. ¡Todo esto convierte el sobrevivir en *prosperar!*

Cambiando de tema, de vuelta a Nueva York, era el final del viaje largo de fin de semana de Arianna. Había nevado. Comimos la famosa pizza de Nueva York, ¡dos veces! Visitamos los museos. En pocas palabras, se le había revelado otra parte de su mundo, e incluso comenzó a hablar de repetir con otro viaje. Cuando la llevé de vuelta al aeropuerto para tomar su vuelo de la tarde, no pude evitar preguntarme si alguna vez volveríamos a vernos. Ya habían pasado muchos meses desde la última vez que nos vimos, y nuestras vidas siguieron su curso. A pesar de que tanto ella como yo seguimos nuestros propios caminos, cada vez que tuvimos la oportunidad de conectarnos, fue como si simplemente lo siguiéramos donde lo dejamos.

El aeropuerto Internacional Libertad de Newark estaba bastante concurrido en ese momento, dado que era la temporada de vacaciones. Las filas se extendían en un caos serpenteante de punta a punta. Mientras la acompañaba en la fila de seguridad que conducía a las puertas de embarque de la aerolínea, noté que sostenía mi brazo tan firmemente como podía. Entonces ella me miró.

"No sé cómo agradecerte lo suficiente por ser tan maravilloso conmigo este fin de semana", exclamó. "No puedo creer que haya estado aquí. La experiencia nunca habría sido la misma sin ti". Podía sentir la emoción que emanaba de ella.

Las filas se acortaron, y nuestros pasos se acercaron cada vez más. Justo antes de llegar a la puerta, me volví hacia ella. Podía sentir el nerviosismo acelerando todo mi cuerpo. Entonces, de repente, me invadió una cierta calma. Respiré profundamente.

¿Quieres saber por qué?, le pregunté. Sus ojos se clavaron en los míos. "Es simplemente porque te *amo*. Siempre lo he hecho y siempre lo haré".

Sus ojos grandes marrones suspiraban. Se quedó sin habla. La abracé rápidamente antes de que tuviera la oportunidad de responder. Era un tipo de abrazo para comunicarle que *esto es hasta la próxima vez que nos volvamos a ver*. Nos abrazamos con fuerza como si el tiempo se hubiera detenido.

Subió por las escaleras mecánicas que conducían hacia la puerta de embarque. Ahora bien, en mi cabeza, toda gran comedia romántica termina con la pareja alejándose el uno del otro. Luego, se dan la vuelta y corren el uno hacia el otro intentando besarse, pero sus frentes chocan. Sí, lo sé. Soy un nerd total.

En cambio, mientras se elevaba lentamente, saliendo prácticamente de mi línea de visión, sucedió algo más. Cuando nuestros ojos se encontraron por última vez, se dibujó una sonrisa en su cara. Ella estaba en silencio, pero escuché cómo me sonreía su corazón.

PASOS A REALIZAR

- Exprésate de manera diferente a como lo has hecho en el pasado. En lugar de adquirir cosas, ¿por qué no tratas de presentarte ante la gente? Tu sola presencia es suficiente.

- Escuchar es una habilidad increíble que refuerza la conexión en las relaciones.

- Escribe lo que deseas de una pareja ideal y de una relación ideal.

- Escribe cosas que puedan ayudarte a mejorar tu autoestima. Céntrate en lo que es sorprendente de ti, no en lo que crees que es atractivo para los demás.

Tus pensamientos. Tu hoja de ruta. Tus próximos pasos...

_____

_____

_____

_____

_____

_____

_____

_____

_____

_____

_____

_____

_____

_____

_____

_____

_____

Capítulo 5

Gratitud

"Al final, solo importan tres cosas: cuánto amaste, con cuánta nobleza viviste y con cuánta gracia dejaste ir cosas que no estaban destinadas a ti".

BUDA

Al haber crecido en una nación desarrollada como los Estados Unidos, puede ser muy fácil aprovecharse de los lujos que tenemos disponibles, mientras otros luchan por sobrevivir. La oportunidad de viajar y ser testigo de la vida de otras personas en su propio entorno, sociedad y cultura ayuda a cerrar esa brecha, a ver que la lucha puede hacernos sentir solos, pero que realmente estamos juntos en esto. Solo se necesita perspectiva, aunque, más importante que eso, se necesita gratitud. La gratitud es un ingrediente clave de la *medicina para prosperar* porque, para saber a dónde quieres ir, debes comprender lo sagrada que es la vida que nos rodea a todos. Personalmente, hasta que no viajé a la República Dominicana, no apreciaba el valor de las cosas y servicios públicos habituales del hogar, como la electricidad, una lavadora y una secadora, o agua caliente.

"Entonces, ¿cuántos suministros tenemos?", preguntó Jeff. "¿Crees que habrá suficiente para este viaje?"

"Tendremos que ver. Todavía debo pasar por otra farmacia en mi camino de regreso. Escuché que el farmacéutico ha estado recolectando medicamentos para nosotros durante un par de semanas", le contesté.

Eran nuestras vacaciones de primavera de la facultad de medicina en el verano de 2008. Algunos de nosotros decidimos usar nuestro tiempo libre para visitar destinos de vacaciones exóticos. Otros habían optado por volver a casa. Decidí ir a la República Dominicana con mi equipo para ayudar a la comunidad de *Neyba*. Necesitábamos adquirir cierta cantidad de medicamentos y suministros para los residentes. Algunos de ellos no habían visto a un médico en sus vidas. También llevábamos ropa y productos de baño donados.

Decir que estábamos entusiasmados con este viaje de misión médica es quedarse cortos. Unos veinte de nosotros decidimos unirnos a esta misión. La mayoría éramos estudiantes de medicina, junto con un puñado de médicos practicantes que nos supervisaban. Algunos de nosotros éramos técnicos médicos, algunos tenían experiencia en enfermería. El propósito del viaje era brindar atención médica en una de las zonas más remotas. Esto implicó la asistencia de una organización comunitaria local, que también participaba en los proyectos de reconstrucción y educación de la comunidad. Lo que no anticipé fue el efecto profundo que la misión tendría en mi perspectiva vital.

Cuatro días después de nuestra misión, habíamos podido ver y tratar a unos mil pacientes. La mayoría de ellos eran mujeres, niños pequeños y bebés. Algunas de las enfermedades y afecciones que encontramos incluyen, entre otras, infecciones fúngicas de la piel, malnutrición y neumonía bacteriana aguda. Tuvimos un caso especial con un niño de cinco años que tenía un sonido anormal en el corazón. Esto se conoce como soplo cardíaco, y da la casualidad de que también tenía un defecto cardíaco ventricular. Necesitaba un reemplazo de la válvula del corazón. Después de unas cuantas llamadas rápidas, el niño tuvo la suerte de poderse someter a una cirugía de urgencia en Santo Domingo, la capital del país.

Trabajamos jornadas largas y arduas de diez horas. Multitud de pacientes hacían fila en el camino. En tanto voluntarios, no aceptamos ningún pago por nuestros servicios. Sin embargo, muchos de los pacientes nos lo agradecieron amablemente y volvieron con regalos. Los regalos eran baratijas hechas a mano o comida casera. Me sentí muy honrado. Como estudiante de medicina, en ese momento tenía una experiencia con pacientes reales muy limitada, pero tratar a esta población del tercer mundo era una experiencia muy profunda.

Mientras estaba allí, me di cuenta de lo mucho que usaba la ducha de agua caliente y la electricidad en casa. El vecindario en el que vivíamos tenía generadores eléctricos de respaldo. De vez en cuando, se prendían debido a la falta de electricidad durante la noche. Durante el día, veía las caras de los lugareños. Eran caras que pedían ayuda porque no tenían la posibilidad de acceder a atención médica. El factor de una vida dura había degradado a muchos de ellos. Incluso después de esperar entre tres y cuatro horas para ser vistos, la gente no se quejaba ni nos revelaba sus problemas. Simplemente *contaban sus historias* acerca de cómo vivían. La mayor parte de esto procedía de su lenguaje corporal. No tuvieron que profundizar. Sus gestos pintaban el paisaje de sus vidas, generalmente en los diez minutos que me encontraba con el paciente. Disfruté cada minuto. Esto confirmó las razones por las que había recorrido este camino. Todos mis problemas se aliviaron en comparación con lo que pasaba a la gente del campo.

~ ~ ~

La gratitud como estrategia para *prosperar*:

» *La gratitud es un reconocimiento de los demás.* Debemos admitir que hay aproximadamente siete mil millones de personas (y seguimos contando) en este planeta. Eso es mucha gente. Debemos admitir que dependemos unos de otros, así como de vivir juntos. Las dificultades surgen cuando las personas adoptan una mentalidad de "yo contra ti". Cuando existe una forma de pensar del tipo "qué es mío y no tuyo", entonces estamos luchando para sobrevivir. Eso conduce al aislamiento social y a unas relaciones inarmónicas. Cuando la Tierra se ve desde el espacio, no hay fronteras que nos separen. Cuando *prosperamos*, reconocemos que no somos los únicos que vivimos en este planeta. Cuando *prosperamos*, reconocemos la existencia de otros seres humanos. Cuando *prosperamos*, nos damos cuenta de que necesitamos depender unos de otros para vivir bien y profundamente.

» *La gratitud es una apreciación de los demás.* Darle gratitud a otra persona es reconocer y agradecer los esfuerzos de otra persona y el tiempo que ha dedicado a la tarea en cuestión. Puede ser tan simple como tomar la mano de otro para cruzar la calle o tan complejo como reconstruir una casa después del huracán Katrina. Dar gracias es reconocer que la persona pudo haber dedicado su energía y su tiempo a hacer otra cosa cuando, en cambio, decidió ayudarte.

» *La gratitud sirve para fortalecer los lazos.* Cuando no reconocemos la existencia del otro en este mundo, no podemos ver la grandeza en él. Tomemos, por ejemplo, a los artistas callejeros de la ciudad. ¿Alguna vez te has detenido y contemplado con asombro su obra de arte o actuación? Detenerte para darles propina es una cosa, pero tomarte el tiempo para reconocer el trabajo de esa persona no tiene precio. El proceso de reconocimiento fortalece los vínculos entre los seres humanos porque se nutre de una parte creativa que ya se ha manifestado o se manifestará en ti mismo. Es algo cercano. La gratitud nos permite la oportunidad de apreciarnos los unos a los otros, incluso por unos momentos. La gratitud nos da la oportunidad de expresar pensamientos de aprecio cuando el tiempo puede ser fugaz, cuando no tenemos muchas oportunidades para hacerlo. La obra de un artista muestra toda su grandeza. Eso está en todos nosotros.

Han pasado rápidamente ocho años. Me encuentro trabajando con los Veteranos de las Fuerzas Armadas de los Estados Unidos en Nueva Orleans, Luisiana. Durante ese tiempo, había una clínica ambulatoria que ofrecía servicios de atención primaria además de servicios de especialistas. Trabajar con veteranos fue una experiencia interesante para mí. Era una población diversa de hombres y mujeres que habían sacrificado mucho. No solo tiempo y energía sino que, algunos, incluso sus vidas. Algunos terminaron su servicio militar con amputaciones de piernas, otros con estrés postraumático y otros con dolores crónicos.

Tuve un paciente que vino a verme con dolor de cuello crónico. Con este paciente en particular, según sus registros médicos, se observó que tenía un riesgo alto de suicidio. Como con otros antes que él, desde una perspectiva clínica, se espera que estemos alerta y vigilantes con los pacientes que han abusado de medicamentos para el dolor. Al principio, este paciente no me pareció una persona confiable. Revisando su historial aún más, había dado positivo por marihuana en una prueba de orina para detectar drogas. Se lo mencioné.

"He estado limpio durante casi dos años. ¿Sabes lo difícil que es vivir así, día tras día con tanto dolor?" Su voz se llenó de desesperación.

Este paciente tuvo una fusión espinal en el cuello hace unos años y probó muchas otras modalidades alternativas para el control del dolor, como la terapia física, el yoga y la acupuntura.

"Estoy cansado de sufrir así, doctor. Intento todos los días hacer mis ejercicios de rutina por la mañana, estirarme y relajarme lo mejor que pueda. Pero he estado viviendo así durante unos cinco años. Entiendo que a los médicos no les gusta repartir narcóticos por temor a abusos", exclamó.

Claro. "Sí, señor Smith", le contesté. Sus ojos cansados miraron sus manos erosionadas. Su rostro parecía como si hubiera caminado mucho para llegar a la clínica. Una gran parte de nuestros veteranos también estaba sin hogar. La mayoría se quedaría en el parque cercano que hay fuera de la clínica.

"Primero, señor Smith, lo único que quiero es que se cuide, pero al mismo tiempo, no quiero que sufra. Mientras trabaje conmigo, haré todo lo posible para aliviar su dolor", lo tranquilicé y le receté una cantidad de medicamentos segura y adecuada, además de terapias para la salud del comportamiento.

Él asintió dando su aprobación.

Un par de días después de esa visita, mi enfermera me entregó una carta escrita a mano. La abrí y leí su contenido:

"Porque otros no habrían tratado mi dolor. Miran mis etiquetas: presión arterial, alta, estado mental, suicidio; pueden mirar estas etiquetas y decir que no me están curando. Una pastilla del tamaño de 25 centavos es mi vida. No puedo soportar llamarme a mí mismo adicto a las drogas. Para su información, si no me hubiera aliviado el dolor, tenía planeado unirme a los 13 veteranos por día que se suicidan. Gracias. Me dio esperanza. Al menos no estoy sufriendo infinidad de gritos terribles durante 4 horas al día".

~ ~ ~

Otra forma de pensar la *gratitud* es que no tiene que venir en forma de regalos. A veces, una carta escrita a mano ofrece el mismo impacto sincero, si no más, que un regalo tangible. Un regalo comprado con dinero se puede lograr fácilmente, pero expresar gratitud escribiendo pensamientos transmite un sentimiento diferente.

Probemos un ejercicio:

¿Hay personas en tu vida que te hayan impactado?

¿Qué agradeces de lo que tienes en tu vida?

» *Escribe tarjetas de agradecimiento al azar.* Escribe notas de agradecimiento en notas Post-it y déjalas en lugares arbitrarios. Esto puede parecer aleatorio porque lo es, pero el objetivo es agradecer a los demás, incluso cuando no esté justificado. Todos debemos sentirnos apreciados y todos debemos agradecer a los demás.

» *Agradece a un maestro o un mentor.* Si tuviste la suerte de tener una persona inspiradora en tu vida, agradécele. Sin ellos, te hubiera costado más encontrar el impulso para alcanzar tus metas o sueños. No importa si lo hacían porque eran pagados por ello o si alguien había ofrecido su tiempo como voluntarios. Estas personas dedicaron su tiempo y sus energías para transmitirte un mensaje o una lección. Enseñar a alguien de manera inspiradora tiene un efecto exponencial. Una vez que se transmite una lección, tiene el efecto multiplicador de llegar a muchos otros.

» *Agradece a un miembro de la familia.* Claro, compartes sangre con ellos, pero los miembros de la familia no están necesariamente obligados a ayudarte en la vida. Aquellos de nosotros que tenemos la suerte de ser cercanos con un miembro de la familia tenemos que agradecerles. Aquellos de nosotros que tenemos la suerte de tener familiares que han participado en nuestras vidas tenemos que agradecerles.

» *Agradece a los extraños.* Puedes preguntarte: "¿Por qué le agradecería a un extraño?" Bueno, recuerda que vivimos con otros siete mil millones de personas. Lo creas o no, estamos conectados en más de un sentido. Tenemos una influencia mutua seamos o no conscientes de esto, así que, ¿por qué no agradecerles? Un extraño construyó la casa en la que vives y el auto que conduces. Un extraño construyó esa cafetería que frecuentas cada mañana. Por tanto, devuélvelo dedicando tiempo a un jardín urbano comunitario. Ayuda a construir una casa que otros han perdido debido a un desastre natural. Dedícale tiempo a un residente de asilo de ancianos de edad avanzada que no tenga familiares. Agradece a un desconocido que compartió contigo una conversación sobre el café. ¡Agradece a los organizadores de bodas y a los anfitriones de la fiesta por lo increíble que ha sido la boda! Esa es la idea, dar gratitud sin esperar nada a cambio.

¿Estás entendiendo?

Una parte de *prosperar* es reconocer la interconexión existente entre nosotros los humanos. Una forma de reconocer esto es mediante la gratitud. La gratitud es más que un simple "gracias". Es una huella que deja impacto. Podemos cargar experiencias y recuerdos con nosotros, y tendrán una impresión más indeleble en nuestras vidas que las cosas reales. Al mostrar gratitud, estás apreciando esas experiencias. Esas experiencias y recuerdos, ya sean positivos o negativos, dejaron una huella y ayudaron a determinar quién eres hoy. Tu vida ha llegado a esta coyuntura debido a las experiencias y elecciones colectivas que has tomado. La gratitud refuerza el hecho de reconocer esas elecciones, y eso es algo hermoso.

Gracias. Thanks. Danke. Obrigado. Grazie. Merci. Natick. Tack. Mahalo. Mahalo. 謝謝.

PASOS A REALIZAR

- Muestra gratitud de una forma única.

- Agradece a los demás antes de agradecerte a ti y agradece a los demás después de agradecerte a ti.

- Crea una rutina nocturna antes de dormir de recordar por lo que estás agradecido. Hagamos eso ahora, escríbelo. *¿Qué le agradeces a la vida?*

- La gratitud es más que un regalo y simplemente una expresión verbal. Dedica tu tiempo o energía a una persona, comunidad o causa en la que creas. Genera impacto en los demás.

Tus pensamientos. Tu hoja de ruta. Tus próximos pasos...

Capítulo 6

Perdonar

*"No los perdonarás porque merecen ser
perdonados, sino porque no quieres sufrir
y lastimarte cada vez que recuerdas
lo que te hicieron".*
- DON MIGUEL RUIZ, AUTOR DE *LOS CUATRO ACUERDOS*

Hace unos años, asistí a una conferencia muy curiosa...

La sala de conferencias era fría y aséptica, o al menos así fue como me sentí al entrar durante esa tarde soleada en el sur de California. En el pasado, estaba acostumbrado a asistir a conferencias sobre temas como alimentación o medicina, pero nunca antes había asistido a algo como esto: un seminario sobre *cambio personal*. Se podría decir que cosas como esta me generan mucho entusiasmo. Por lo que puedo recordar, siempre me ha fascinado personalmente el terreno de la superación personal. Hay algo que decir para fomentar esa motivación escondida que te ayude a cambiar algo en tu vida; a darte cuenta de que la forma cómo vivías no funcionaba para ti; a decidir buscar algo diferente y alguna orientación para ello. En ese momento de mi vida, estaba listo para dar lugar al cambio. Sin embargo, no estaba preparado para lo que iba a experimentar...

Tras un día de ejercicios vigorosos, pasamos a un tema muy sensible, el *perdón*. A primera vista, no parecía que fuera un gran tema de debate. Pensé, *¿qué es lo que no puedo perdonar que necesito perdonar?* No tenía enemigos y no era típico en mí guardar rencor por nadie. Cuando la moderadora comenzó esta parte de la programación, nos dijo que encontráramos un lugar en el piso y nos pidió que nos sentáramos cómodamente.

"Este puede ser un ejercicio desafiante para algunos de ustedes. El objetivo de esto es poder desprenderse del *bloqueo: el bloqueo* que nos impide avanzar con nuestras vidas".

Procedió a decirnos que cerráramos los ojos e imagináramos un jardín exuberante, uno apenas tocado por la mano humana. Para llegar allí, tendríamos que acceder por un hueco de escalera y descender lentamente hasta que la luz de este jardín exuberante se fuera desvelando poco a poco. Viajaba con cierta inquietud debido a que hasta ese punto tenía los ojos cerrados.

Estaba entrando en lo desconocido.

El jardín apareció de repente ante mí. Era hermoso a la vista. Había un pasto verde lima situado junto a un arroyo suave bajo las ramas cálidas y enrevesadas de varios robles. Podía oler la madreselva cercana mientras mi mente seguía divagando. Allí, sobre un lecho de roca viejo, había un bebé varón sentado, probablemente de no más de tres meses. Pensé, *¿por qué estoy viendo un bebé?* Cuando me acerqué a la roca y al bebé que arrullaba sentado, mis pensamientos comenzaron a apresurarse intentando averiguar quién era ese bebé. Hasta que finalmente me percaté.

Era mi *padre*.

Mientras intentaba darle sentido a por qué mi conciencia decidió traer a mi padre aquí, nada más y nada menos que esta versión mucho más joven de él, recordé todos nuestros encuentros pasados juntos. Mi padre y yo no teníamos la mejor de las relaciones posibles. Cuando pienso en cómo sería una relación estereotipada padre-hijo, pienso en un padre que enseña a su hijo a desmontar un automóvil, a descifrar los misterios del sexo opuesto o a un padre que hace todo lo posible por simplificar lo que sabe acerca de *vida* en general. Yo no tuve esa relación durante mi crecimiento. Mi relación se vio afectada por la decepción, el abandono emocional y la irresponsabilidad. Mi padre estaba físicamente presente en mi vida, pero no emocional ni mentalmente, los aspectos en los que más lo necesitaba. Al haber crecido en un hogar chino, el aspecto en el que más se enfocaba era el académico y quería que lograra lo mejor a toda costa. Es ahí donde nace mi incapacidad para perdonar.

Vi la versión más joven de mi padre arrullando y riéndose de mí, y no pude evitar sonreír. Mientras sonreía y me reía con él, comencé a ver imágenes de personas detrás de él, algo así como un titileo visual de una radio analógica que se ajustaba para encontrar la emisora correcta. Una era su madre, quien no tenía una relación cercana con él. Otro fue su propio padre, a quien nunca conocí y quien entiendo que falleció cuando mi padre tenía dieciséis años. El último destello fue de mi papá ya como adulto. Aparecía con las manos en los bolsillos, mirando hacia abajo, mirando a su ser más joven. Parecía taciturno y tranquilo, como si estuviera a punto de comenzar un viaje en solitario, echó una mirada rápida, se volvió de espaldas al bebé, miró al horizonte y comenzó a caminar hacia él, algo que probablemente había hecho muchas veces antes. En ese momento, como si cayera un rayo, me percaté.

Él estaba *solo*.

Había estado solo la mayor parte de su vida. Vivió en soledad sin un amor paterno cercano y también fue hijo único. De repente, hace sentido la persona que es hoy. Finalmente hace sentido la manera cómo había expresado esa ira mal orientada y ese descuido hacia mí. Realmente nunca recibió *amor* suficiente. Inesperadamente, desapareció mi resentimiento. En su lugar, empecé a empatizar con esa soledad, con ese sentimiento de aislamiento. Mientras miraba al bebé y la versión adulta de mi padre, las lágrimas se escurrieron por mis ojos como gotas de lluvia en las hojas. En ese momento, tuve un cierto sentimiento de cercanía con él que no había sentido antes. Comprendí en un sentido general que, debido a la falta de orientación durante el crecimiento, él era el padre que era en base a sus experiencias y a lo que sabía. En ese momento, comencé a sentir que mi cuerpo estaba liviano, como si me hubieran removido una enorme cantidad de peso del pecho. Mis ojos se abrieron lentamente... *incapacidad para perdonar* era una expresión que había eliminado de mi vocabulario.

~ ~ ~

El tema del perdón puede ser muy personal para algunas personas. Puede ser muy difícil dejar de lado lo que sucedió en el pasado. El dolor acumulado desde ese trauma inicial realmente puede crecer y enquistarse si no se cuida adecuadamente. Ese momento cambió mi vida porque me permitió profundizar en por qué ese odio y esa ira estaban creciendo dentro de mí. Lo que diferenciaba a este momento de una comprensión superficial del concepto de *perdón* era el hecho de que exploré y pasé tiempo escarbando en ello. Desenterré lo que estaba enterrado para entender dónde se enraizaba eso y cómo influía, e incluso amenazaba, otras partes de mi vida. Al identificarme con esta idea y con mi propio padre, pude liberarme de los lazos que me impedían vivir, *prosperar*.

Por tanto, toda la idea del perdón es que no se trata tanto de ellos como de ti.

Espera, ¿no se trata de ellos?

Respuesta simple: no.

Cuando decides perdonar a alguien o algo, subsecuentemente te liberas de lo que sea que te mantenga apegado, ya sea ira, resentimiento u odio. Cuando perdonas, no lo haces necesariamente porque la persona o el acto lo merezcan, sino que estás dando permiso para liberarte del apego, para liberarte de las cadenas que te han bloqueado. Este apego *específico* te ha impedido mantenerte en movimiento o seguir adelante con tu vida.

Vamos a usar algunos ejemplos:

» No perdonar a una ex novia / novio por engañarte, lo que te impide comenzar una nueva relación.

» No perdonar a tu mejor amigo por traición, haciendo que ya no te puedas ver con él o ella.

» No perdonarte por pasar vergüenza, lo que te impide ir a tu casting de actuación.

» No perdonarte a ti mismo por no seguir tus pasiones, lo que te impide cambiar de carrera.

» No perdonar a tu entrenador por desconfianza, lo que te impide llegar al equipo nacional.

» No perdonar a tu hermano por ser irresponsable, lo que te impide confiar en los demás.

Uno puede fácilmente dar cualquier ejemplo y tener un cierto sentimiento negativo hacia eso. El punto clave es tener la audacia de desprenderse de ese *bloqueo emocional* que sigue chupándote la energía, como son la ira, el resentimiento, el odio o la decepción. Estos son los *las energías emocionales apestan.* Me gusta llamarlos así porque te impiden avanzar. Te dejan *cansado, agotado y exhausto*, por lo que no darte la oportunidad de perdonar es algo que te impide *prosperar* y te hará cargar un "peso" que te arrastrará hacia abajo.

¿Entonces por qué es difícil para algunos de nosotros perdonar?

Desarrollemos esto. Invertimos ciertas cosas en personas o eventos de la vida. No tanto en dinero, sino que la "moneda" en este caso es *tiempo y energía emocional* y, junto a estos, ciertas expectativas. Consideremos una relación de mejor amigo o de pareja. Al llegar a un momento en el que hay una ruptura de confianza o una traición, se produce una respuesta emocional en forma de discusión, por ejemplo. Esto es normal porque, como seres humanos, es parte de nuestro modo de ser. Sin embargo, esto comienza a convertirse en un problema para algunos cuando la respuesta emocional persiste y te impide abrirte en otros ámbitos de tu vida. Esto es lo que entendemos por *bloqueo emocional*. Un término acuñado por la difunta autora y oradora Debbie Ford.

Por lo tanto, ante este nudo, tienes dos opciones:

Deja que te consuma,

o

perdónate a ti mismo y déjalo ir.

Tú, y solo tú, tienes el poder de decidirlo. Eres TAN poderoso. Me tomó muchos años poder perdonar a mi padre. Pasé mucho tiempo sintiéndome resentido con él, pero no me daba cuenta de que estaba desorientado. Terminé siendo absorbido por un círculo de victimización en el que sus padres estuvieron ausentes para él y él hizo lo mismo conmigo. Antes, cuando no era consciente de este ciclo en el que me encontraba atrapado, me preguntaba: "¿Qué hice que enfureciera tanto a mi padre como para que me tratara así?" Me tomó un tiempo comprender que a veces las personas no saben lo que *hacen*, especialmente en lo referido a cómo tratan a los demás. No saben que se están haciendo daño a sí mismos. No entienden que ciertos problemas que aún no se han resuelto en el interior se manifiestan y proyectan hacia otros. Cuando sucede esto, puede ser muy peligroso. Piensa en un efecto de bola de nieve o un efecto dominó. Cuando pasas tu desdicha a otra persona sin saberlo, entonces esa persona puede hacer lo mismo con otra persona (efecto dominó). De este modo, tus desgracias pueden llegar a dos personas, luego cada una de ellas se las pasan a dos personas más, convirtiéndose en cuatro, luego ocho y luego dieciséis (efecto bola de nieve). Imagina que este ciclo no termina nunca. Por otro lado, imagina que DETIENES este círculo vicioso.

Otra herramienta poderosa que me gustaría compartir contigo es esta: *comunica tu perdón*.

Puedes conseguirlo de dos maneras: perdonando personalmente a esa persona, cosa o evento, o perdonando en voz alta. Ambas formas son igualmente efectivas.

Cuando decidí enfrentar a mi padre y decirle cómo me sentía al crecer, su respuesta fue fruncir el ceño. Dio por hecho que tuve una infancia muy "normal": un techo en el que dormir, comida en la mesa, ropa y el apoyo de mi hermana. En muchos aspectos, yo lo apreciaba, y le agradecí eso. El problema era las otras cosas que me faltaban para tener una infancia "normal". Lo importante aquí no es si, después de escucharme, lo entendió o se disculpó por todo. Lo importante fue que él *me escuchara* y que yo le perdonara.

En este ejemplo, mi padre es la persona a la que perdono. En tu caso, la persona a la que se lo digas podría responder de forma diferente. La clave es que *no importa* cómo responden. Lo importante es que te hayas abierto y hayas elegido liberar ese bloqueo emocional. Todo el propósito de esto es que *elijas* perdonar y que lo *liberes*. Lo demás es secundario.

El segundo enfoque se puede usar si estás teniendo dificultades para hacer frente a esa persona, objeto o evento y perdonarlo. Por ejemplo, si alguien ya ha fallecido, libéralo perdonando *en voz alta*. Puedes escribir una carta, un diario, grabar una nota de voz o grabar imágenes de ti mismo perdonando en voz alta. Cualquier modo es fructífero al permitirte desprenderte de ello. Puedes hacerlo hablando en una grabadora como si le estuvieras hablando a esa persona. Será más eficaz de esta forma y más fuerte para ti. Recuerda que MERECES sufrir menos y prosperar más. Recuerda que se trata de liberar esa *energía emocional que apesta*. Perdonar es estar listo para seguir adelante con tu vida; preparándote así para *prosperar*.

"Es solo cuando tenemos el coraje de enfrentar las cosas exactamente como son, sin autoengaños o ilusiones, que emergerá una luz a partir de los eventos mediante los cuales se puede reconocer el camino hacia el éxito".

EL I CHING

PASOS A REALIZAR

- Escribe lo que necesitas perdonar y por qué.

- Perdona en persona.

- Perdona por medio de cartas, canciones, grabaciones o por cualquier medio que te haga sentir bien.

- Lo más importante, perdónate a ti mismo. Haz una lista de las cosas por las que te perdonas.

- ¿Qué te impide perdonar ciertas cosas, eventos o personas?

- Escribe los pasos a seguir para liberar ese vínculo emocional.

Tus pensamientos. Tu hoja de ruta. Tus próximos pasos...

_____

_____

_____

_____

_____

_____

_____

_____

_____

_____

_____

_____

_____

_____

_____

_____

_____

_____

Capítulo 7

Inspirar

"Confío en que el universo no quiere que fracasemos, por eso te da los ángeles y los sistemas de apoyo que te respalden cuando te comprometas con tu vocación y tu propósito".

- DOMINICA ZHU

La capacidad de generar un cambio a mejor en la vida de alguien es algo que marca una diferencia crucial. Requiere simplemente un empujón. Cuando alguien es receptivo y está abierto a la posibilidad de cambiar el rumbo de su vida, tú sigues adelante. Eso es inspiración. Eso es apoyo, es decir, *prosperar*. El siguiente es un fragmento de una conversación que tuve con uno de mis buenos amigos sobre el rumbo de su futuro profesional.

"Cambié mi trayectoria profesional gracias a ti".

Hace tres años, le pregunté a mi amigo Rick: "¿Estás eligiendo obstetricia por ti mismo o por otra persona?" Rick es una de las personas más altruistas que conozco. Tiene una relación muy amorosa con su familia y sus amigos cercanos. Siempre ha sido un tipo de persona de esas que "se quitan la camisa por los demás". Siendo altruista como es, puedo decir que tuvo problemas para enfrentar esta crisis en su vida.

Era una tarde de otoño y estaba a punto de meterme en la cama cuando mi buen amigo me llamó y me hizo esta confesión. Pasamos muchos veranos juntos hablando sobre el partido de baloncesto profesional más reciente, sobre las mujeres y sobre el eskrima (un arte marcial filipino). Ya sabes, cosas típicas de chicos. Rick es hijo de un dentista y comenzó su carrera profesional como enfermero antes de dedicarse a la medicina. Habíamos conversado muchas veces sobre los pormenores del sistema de atención médica y su panorama siempre cambiante en la época actual. Aun así, era algo que podía verse haciendo todos los días. Era un chico muy cordial y le gustaba divertirse, y cuando éramos más jóvenes, pasábamos grandes momentos jugando en las canchas de baloncesto bajo el calor húmedo de Jersey.

Me detuve en lo que estaba haciendo. Espera. ¿Qué significa?, pregunté, perplejo.

"Bueno, seguí tu consejo y elegí un camino diferente para mí. Entré en medicina familiar, en lugar de obstetricia y ginecología ", respondió.

Rick estaba estudiando obstetricia junto a su novia, quien, me enteré en la misma llamada, ya no estaba con él. Su exprometida quería ser obstetra y él también se inscribió en la carrera, y hasta buscaron varias partes del país donde poder vivir juntos. En ese momento, sentí que su voz vacilaba y era renuente desde el principio, y luego le pregunté: "¿Lo que te preocupa es el proceso o sientes que eso no es para ti?"

"No estoy seguro", dijo con su voz incierta. "Pensé que era esto, pero últimamente, he sentido preocupación".

Sin meterme demasiado en su espacio personal o en su relación con su novia, simplemente compartí algunos comentarios para hacerle reflexionar: "Es bastante difícil dedicarse a la medicina en general, y mucho más elegir la especialidad adecuada. Tenemos que poner muchos años de sangre, sudor y lágrimas en esto. Sin embargo, si no eliges la especialidad adecuada, vas a crearte un sufrimiento innecesario", le manifesté. Por tres años, no hablé con Rick, sin estar seguro de qué elegiría hacer él. "¿Recuerdas nuestra llamada hace tres años?", preguntó. "Bueno, me tomé un tiempo para pensar realmente en lo que dijiste y cambié de camino. Me di cuenta de que no era algo que quisiera, sino algo que elegí debido a otra persona. No fue tan simple como elegir lo que había para cenar o comprar un auto nuevo. Esto tuvo un efecto más duradero", dijo con una exhalación profunda como si hubiera estado pesando sobre ello y finalmente lo soltara.

"Entiendo. ¿Cómo te sientes ahora? ¿Crees que tomaste la decisión correcta?", pregunté con curiosidad

"Increíble. Cuando hice la elección, todo se aclaró para mí. Terminé asistiendo a un programa de entrenamiento del que me enamoré. Todos allí me tratan muy bien. Sólo quería agradecerte por todo".

"De nada". Solo estaba siendo un amigo. Solo necesitabas que te hicieran las *preguntas correctas*", respondí.

Para mí, la inspiración es un proceso de esforzarse por hacer algo bien que lleva a otros a su verdad y a su propio camino. Es un acto altruista y, al final, también produce sus propias recompensas. Da alegría ver a otros crear sus propias ideas y perseguir sus propios sueños. No fue hace mucho, seis años para ser exactos, cuando sentí que yo estaba viviendo la historia de otra persona. Al principio, era totalmente inconsciente de ello, pero gracias a la orientación de otros en los que confiaba entendí que estaba bien ser yo mismo y vivir la vida como yo quería. Escribir mi propia historia demostró ser la fuerza más poderosa para impulsarme al próximo capítulo de mi vida. Desde entonces, me parece que es más fácil cuando soy auténtico y simplemente vivo mi vida al máximo. Además, al vivir tu vida con sinceridad y honestidad, indirectamente das permiso a otros para que hagan lo mismo, creando así un efecto dominó.

¿Cómo darle sentido? Cuando tomas la decisión de vivir tu vida, poco a poco, va saliendo la versión genuina de ti mismo. Comienzas a hablar de manera diferente, te pones de pie y caminas de manera diferente. Se vuelve más natural y común hasta que te olvidas de cómo eras antes. Cuando esto sucede, otros alrededor comienzan a observarlo. Somos seres muy curiosos y la mayor parte de la comunicación humana no es verbal. Ver a otros dirigiendo su vida de por sí solo ya es inspirador y motivador. La mejor parte de inspirar a otros es que no requiere ningún esfuerzo.

> *"Nuestra presencia libera automáticamente a los demás".*
> MARIANNE WILLIAMSON

Todos tenemos ídolos, modelos a seguir y héroes; personas a las que admiramos con el paso del tiempo. Las acciones de una persona son más significativas que lo que digan. Ellen DeGeneres es un ejemplo claro de alguien que encarna la inspiración. Ha trabajado incansablemente como comediante, presentadora de televisión, actriz y activista durante décadas para crear conciencia sobre muchos temas. Lo más importante es que crea conciencia sobre la importancia de promover, sencillamente promover, más amor en los demás. Su lema popular al final de cada episodio del programa es: *"Por favor, sean amables los unos con los otros".* A lo largo de los trece años de existencia de *Ellen,* ha podido donar más de 50 millones de dólares a otras personas necesitadas. Además, su trabajo hasta ahora le ha valido la Medalla Presidencial de la Libertad. Este es la distinción más alta que un civil puede alcanzar en reconocimiento por sus contribuciones a la paz mundial, la cultura y otros intereses nacionales. Sin embargo, Ellen también es valiente a la hora de asumir sus propios riesgos personales. En 1997, en su propio programa, reveló al mundo que es lesbiana. Los comerciales fueron retirados de emisión, y ella recibió duras críticas e incluso amenazas de muerte. Sin embargo, lo hizo sabiendo que era algo de lo que ya no podía avergonzarse. Quería concienciar a los adolescentes homosexuales que se sienten marginados y marginadas. Su elección de vivir su propia vida ha inspirado a generaciones de personas.

La inspiración es una parte importante de *prosperar* en el sentido de que refuerza el hecho de que, seas consciente o no, las personas siempre están observando tus palabras, acciones, lenguaje corporal y si has contribuido o no al mundo de alguna manera. No es necesario que eches una mano o ayudes a un vecino, sino que sepas que el modo de manejarse uno mismo como persona automáticamente afecta a otra persona. *Entonces, ¿por qué no manejarte de una manera más positiva?* Cuando eres un hermano mayor, tus otros hermanos naturalmente te admiran. Cuando eres un estudiante, tus compañeros te miran automáticamente. Cuando formas parte de la fuerza laboral, tus compañeros de trabajo dependen de ti para contribuir a la misión general de la empresa.

Intentemos un ejercicio para abordar esto:

1. ¿Alguna vez has sido inspirado por algo o alguien? Si es así, escríbelo y explica qué o quién fue y cómo te ha afectado.

2. ¿Alguna vez has tenido el deseo de enseñar o retribuir a otros? Por favor, escribe de qué manera.

3. ¿Alguna vez has notado cómo reaccionan los demás cuando estás viviendo tu vida al máximo? Describe sus reacciones y sus palabras.

Mi inspiración y heroína, así de cliché como suena, es mi propia madre. Ella no es la madre promedio. Hay madres chinas tradicionales, *madres tigresa (un modo de crianza de estilo hitleriano en el que, por ejemplo, cualquier cosa que no sea la mejor nota se considera un fracaso)*, y luego está *mi madre*. Ella es más una *asesina ninja* que cualquier otra cosa, especialmente si alguna vez te metes con sus hijos. A veces, avergüenza salir con ella porque discute con todo el mundo vayamos donde vayamos, ya sea por un descuento que no se marcó correctamente en un ticket o por un plato que no se hizo correctamente, incluso después de que el camarero se lo haya explicado dos o tres veces. Supongo que la mayoría de gente no está acostumbrada a su franqueza. *Para tu información: no confundas nuestra franqueza o aspereza con ser malo. ¡Somos muy chinos (o para mis hermanos no asiáticos, piensen en el nivel 100)!* Como grupo cultural, tendemos a no "andarnos por las ramas" y no nos gustan las tonterías. ¡Una vez, cuando era más joven y empezaba a tener peleas en el patio de la escuela, mi madre realmente se la jugaba y regañaba a los otros niños e incluso al director! ¡Así que me quedé con su lado bueno!

A estas alturas, debes pensar que mi madre estaba loca. En cierto modo, su comportamiento es su forma de expresarse. Tal vez no es la manera más discreta, pero aun así la amo. ¡La razón por la que mencioné que *no es la madre promedio* es porque ella es una madre, esposa, hermana, hija y una médica muy buena! Una doctora en medicina china para ser exactos. Mientras crecía, trabajé dentro y fuera de su oficina a lo largo de los años, aprendiendo indirectamente sobre la acupuntura y la teoría de la medicina china. Ella ha tratado a más de 50 000 pacientes en sus treinta años de carrera hasta la fecha. Es considerada una de los doctoras en medicina china en Staten Island, Nueva York. Entonces, se puede decir que crecí aprendiendo a cuidar a los pacientes de una forma muy holística. Esto me proporcionó una orientación fundamental en medicina, me hizo saber adónde quería ir. En su entorno profesional, mi madre transmite amabilidad, dulzura, compasión y confianza, los términos que mejor describen cómo trata a las personas y cómo se maneja en las consultas médicas. Me ha dicho muchas veces que *sus pacientes* son su pasión. Con frecuencia, me acuerdo de un encuentro con un paciente en particular durante los muchos años que pasé trabajando en su oficina:

El cronómetro llegó a su fin, y el sonido hacía eco en la sala de espera.
Mi madre (la doctora Yu) me indicó que desconectara al paciente en la habitación tres. Su tratamiento ya había terminado. El paciente había recibido electroacupuntura y fue tratado con una lámpara para terapia mineral. Toqué a la puerta, entré y encendí la luz. La habitación era cálida y acogedora. El paciente se había despertado de su sueño, algo común en la mayoría de los pacientes debido a la combinación de calor, silencio y relajación como efecto de las agujas de acupuntura. El señor Petersen era asiduo a la consulta de mi madre debido a sus múltiples dolencias. En su mayor parte, sufría dolor de espalda crónico y severo además de osteoartritis, lo que le dificultaba el mero hecho de subir las escaleras de su casa. Había ido a ver a varios médicos convencionales en Staten Island, y se había empleado a fondo con la fisioterapia, con ejercicios en el hogar e inyecciones de esteroides. Cuando lo estaba desconectando, me dijo que había mejorado enormemente. Inicialmente, la medicina china no estaba en su radar médico. El señor Petersen había perdido toda esperanza hasta que entró en la consulta de mi madre por primera vez.

"Doctora Yu, escuché que hace milagros. No estoy muy familiarizado con la medicina china, pero este es mi último recurso. He intentado todo lo demás", dijo fatigado. Era su consulta inicial.

"Señor Petersen, no soy una hacedora de milagros. Simplemente remuevo los bloqueos que evitan que su propio cuerpo se cure, lo que mejorará la capacidad de su cuerpo para funcionar de manera óptima", explicó con su acento chino. "Pero, para hacer esto, debes saber y comprender que algunas cosas que haces limitarán tu propia capacidad de curación". Continuó instruyéndolo sobre nutrición y estilo de vida y sobre cómo abordaría sus dolencias.

"¿Pensé que estábamos concentrándonos en mi espalda? Estoy un poco confundido", dijo.

"El cuerpo es mucho más inteligente que nosotros. Para sanar tu espalda, tengo que enfocarme en todo tu cuerpo. Por lo general, hay más de una cosa relacionada porque todo está conectado. Yo le trataré de manera integral. Pero no voy a impulsarte ni tomar tu mano. Tú eres el que controla tu salud. Si te tomas en serio tu salud, entonces quédate. Si no, también está bien", afirmó.

El señor Petersen la miró fijamente. Era como si esta fuera la primera vez que lo trataban con tanta sinceridad y honestidad. Al principio, se quedó pensativo y vacilante.

"Está bien, vamos a intentarlo", dijo finalmente con una sonrisa. "No tengo nada que perder llegados a este punto".

Mi inspiración por mi madre no provenía tanto de sus polifacéticos conocimientos de medicina china ni de sus experiencias personales relacionadas con su propia salud, sino de su conexión con los demás. Su extraña habilidad para observar y relacionarse con las personas aumentó infinitamente mi comprensión de las personas, y también de mí mismo. Fue increíble presenciarlo cada vez. La inspiración es un aspecto clave de *Medicina para prosperar*: para guiar a otros o para tener el coraje de seguir el ejemplo de otra persona y allanar tu camino. Intenta ser un ejemplo a seguir en tu comunidad o en tus círculos sociales y observa las diferencias entre tus compañeros. Yo personalmente *prospero* para inspirar a otros. Sin lugar a dudas, esto me impulsa hacia arriba y hacia adelante.

Busca tu modelo a seguir.

¿Alguna vez tuviste la oportunidad de escuchar a un orador presente sobre un tema en particular que te interesaba, pero no te cautivó? Al escucharlos, ¿qué tan confiado estabas de que conocían bien su tema? ¿Qué tan seguro estabas de que te podían guiar? Los grandes modelos a seguir pueden ayudar a que una persona cambie ciertos aspectos de su vida. Sin embargo, solo la química y el carisma pueden llegar muy lejos. Un modelo de papel motivador, por otro lado, es capaz de animar a otros a realizar acciones por sí mismos, en lugar de solo hablar de ello. *Los actos hablan más alto y más claro que las palabras.* Imaginemos esto. ¿Preferirías aprender con un entrenador personal con sobrepeso o con uno adecuado? ¿Irías a ver a un médico que no haya ido a la facultad de medicina? ¿Aprenderías con un bailarín que nunca ha estado sobre un escenario? Este aspecto es vital, porque vivimos en un mundo inundado de información; así que encuentra lo que funcione para ti.

**Aprende a empoderarte.
Luego empodera a los demás.**

Encarna a la persona que te encantaría seguir, incluso si nadie más lo hace, porque, ¿cómo pueden los demás creer en ti si tú no crees en ti mismo? Inspírate siendo un líder. La intención no es que reúnas seguidores, es simplemente que seas tú mismo y creas en lo que amas. Cuando lo que haces lo haces con sentimiento, existe la necesidad imperiosa de avanzar y enfrentar los desafíos, sin importar qué. Los que sientan igual que tú, te seguirán. Se necesitan agallas y audacia para liderar, así como para seguir a otros que guían. Darle poder a otros es provocar algo en ellos que no estaba prendido antes. Esa chispa es un despertar. Esa chispa es suficiente para motivar a alguien a levantarse de nuevo, ya sea para buscar un trabajo nuevo, para una audición de una obra de teatro, para dejar una relación o para inscribirse en un maratón. Para hacer esto, sin embargo, primero debes aprender a empoderarte e inspirarte. No tienes que ser "perfecto", solo tienes que creer en ti mismo. El resto vendrá solo.

*"Estoy más interesado en la vida que en
el legado, si se puede decir así ".*
- JOHN GLENN, HÉROE DE GUERRA, ASTRONAUTA, SENADOR.

No es importante cuánto tiempo vivas.
Es más importante cómo vives.

A medida que avances en la vida, recuerda siempre preguntarte POR QUÉ haces las cosas que está haciendo. Si no hay respuesta a tu POR QUÉ, ¿cuál es el propósito? ¿Por qué levantarse siquiera por la mañana? Esto se puede aplicar a tu trabajo, a tus relaciones y a las cosas que has adquirido, a algo tan simple como por qué manejaste hoy por esta ruta. Tus acciones son dictadas por tus decisiones. Tus decisiones son dictadas por una creencia. Tu sistema de creencias es la construcción por la cual vives tu vida. Sigue tus propias creencias y no las de otros.

Continúa trabajando y superándote.

El cambio es inevitable en la evolución del *ser humano.* Cuando te resistes al cambio, en realidad estás resistiéndote a la necesidad de ser diferente y de crecer. La adaptación es la clave para el progreso, y el progreso es la clave para la felicidad. El cambio es saludable y también lo es la autotransformación. Pregúntate a ti mismo si estás satisfecho con el lugar en el que te encuentras. ¿Qué quieres exactamente? Eso es lo fundamental. Una vez que encuentres la respuesta a eso, la motivación aparecerá. Cuando te estés impulsando hacia adelante tú mismo, otros te seguirán e inevitablemente, se inspirarán en ti. Para mí, nada es más motivador que encender una bombilla o una llama dentro de otra persona. ¡Esto, a su vez, enciende mis propulsores para seguir impulsándome a hacer más y más! ¡Qué cosa tan curiosa! La m*edicina para prosperar* se trata de impulsarte hacia adelante como individuo, pero también en relación a otros. La vida implica estar juntos.

PASOS A REALIZAR

- Pregunta por qué haces las cosas que haces.

- Rompe tu sistema de creencias para que entiendas el *porqué de este*. Haz una lista de tus creencias limitantes y escribe cosas sinceras opuestas a ellas.

- Lidera a los demás siendo tú mismo y no solo para tener seguidores. Enumera los puntos que DECIDISTE hacer por ti mismo.

- Haz una lista de las cosas que te apasionan y de cómo afectan a los demás.

Tus pensamientos. Tu hoja de ruta. Tus próximos pasos...

Capítulo 8

Autenticidad

"Con el fin de crear la vida de nuestros sueños, necesitamos unos cimientos sólidos sobre los cuales construir aquello que somos y defendemos. Construimos estos cimientos inquebrantables viviendo dentro de la estructura de nuestra propia integridad personal. Cuando tenemos poder, nos arraigamos profundamente en nuestra verdad, lo que significa que honramos a nuestras necesidades, nuestros deseos y nosotros mismos".

- DEBBIE FORD, FUNDADORA DE *THE SHADOW PROCESS*

Prosperar es deshacerse de todas las fachadas y máscaras para mostrar tu verdadero yo. Para mis colegas culinarios, es pelar una cebolla, capa por capa. Para mis colegas artistas, es esculpir una obra maestra, removiendo los pedazos que se supone que no deben estar ahí. Medicina para *prosperar* se trata de usar tu autenticidad para generar un impacto. Mi madre me contó una historia sobre la autenticidad que ocurrió cuando yo era demasiado joven como para recordarlo:

La cálida brisa veraniega rozaba nuestras caras mientras mi madre y yo caminábamos fuera de casa. Este era nuestro momento de relajación después de la cena. También era nuestro momento para conectarnos. Por lo general, siempre que volvía a casa después de la escuela, después de cenar, mi madre y yo salíamos a pasear por el complejo residencial en el que vivíamos en el centro de Nueva Jersey. Aquellos complejos contaban con varios espacios verdes magníficamente cuidados con casas de dos pisos, todas idénticas entre sí, salvo por los números de las casas. Era un lugar diferente a dónde crecí originalmente, lo cual indicaba lo lejos que había llegado nuestra familia.

Antes de que naciera mi hermana, mi familia vivía en un departamento de dos habitaciones en el norte de Nueva Jersey, donde, en ese momento, mis padres trabajaban como camareros en un hotel de negocios cercano. Antes de consolidar sus carreras, mis padres trabajaban incansablemente. Mi infancia fue muy simple, pero estaba adornada con la presencia de camiones y personajes de acción en el suelo de casa y con tardes viendo *Inspector Gadget* y *Las Tortugas Ninja* en la tele. La mayor parte del tiempo, solo las risas llenaban de vida los pasillos, y los fuertes ruidos del wok eran la banda sonora de nuestras cenas.

Cuando comencé con la nostalgia, mi madre me preguntaba: "Hijo, ¿en qué estás pensando?"

Tardes como esa eran muy preciadas y no tenían precio para mí. El tiempo pasado con mi madre cada vez fue más breve debido a mis largos años de estudio en la facultad de medicina. En Virginia Occidental, fue la primera vez que viví tan lejos de casa.

"Oh, nada realmente, mamá. Solo recordaba mi infancia, lo simple que era todo y lo feliz que era", dije con cariño.

"Sí, eras un buen niño. No nos diste muchos problemas", comentó.

"¡No seas modesta, mamá! Estoy seguro de que te di algunos dolores de cabeza", contesté. De repente, su voz cambió.

"Bueno, cuando tenías alrededor de un año de edad, fue el momento más difícil, pero al mismo tiempo el más gratificante de mi vida", dijo. "Fue la primera vez que desafié a tu padre".

Mi atención se centró en ella mientras caminábamos al lado de los perritos ruidosos de nuestro vecino. "¿Puedes explicarme más, mamá?" Le pregunté.

Sabía que mis padres trabajaban incesantemente, mi padre a veces tenía dos trabajos a la vez. Trabajó como pescadero y conserje universitario, así como de camarero.

"Después de que nacieras, nuestras finanzas se complicaron y trabajamos muchos turnos. "Te llevamos a China en tu primer viaje al extranjero, pero, yo no lo sabía, tu padre tenía pensado dejarte allí", se lamentó. "Tu padre dijo que sería mejor dejarte allí para que tu abuela te cuidara mientras él cursaba sus estudios de posgrado, y planeaba recogerte después". Podía escuchar cómo su voz se quebraba a medida que empezaban a ganar terreno sus emociones, como si estuviera a punto de entrar en un ring de boxeo.

Mi madre no es una persona que retroceda fácilmente ante nadie, especialmente con cosas que involucren a sus hijos. Por eso, fue interesante ver cómo ella describía esto por primera vez. Ella había dicho "*no*" a mi padre. Obviamente, nunca me quedé en China ni fui criado por mi abuela.

"¿Qué pasó cuando lograste hacerme regresar a los Estados Unidos?"

"Bueno, sentí que algo había cambiado y le supliqué a tu padre y a sus primos diciéndoles que esto no estaba bien. No quería que nadie criara a mi hijo aparte de mí. *Me defendí* a pesar de sus razonamientos. El argumentaba que *todo el mundo* hacía eso, pero yo no estaba de acuerdo con él. Esa fue la primera vez que me defendí", dijo orgullosa. Mi madre recordaba ese momento inolvidable con la cabeza bien alta.

"Estoy orgulloso de que lo hiciste, mamá. Mi vida podría haber cambiado en tantos sentidos diferentes si me hubiera quedado. No sería la persona que soy hoy. Además, ese momento en el que te enfrentaste a los demás definitivamente te convirtió en quién eres hoy", dije mientras sonreía y la abrazaba.

"Defiéndete siempre, hijo. No dejes que nadie te diga lo contrario".

Mi ética laboral y pasiones diarias se hacen eco de estas mismas palabras. *Prosperar* se trata de ser auténtico y fiel a ti mismo, pero para que eso suceda, también debes defender aquello en lo que crees, incluso si otros no lo hacen. Esto implica una cierta dosis de vulnerabilidad y coraje; sin embargo, la verdadera fortaleza nace de ahí.

Probemos un ejercicio:

» ¿En qué momentos defendiste aquello en lo que creías? ¿Cómo te sentiste cuando pudiste expresarte?

» Por el contrario, ¿cuándo fue la última vez que tenías algo que decir pero lo reprimiste por el miedo? ¿Cómo te sentiste ante la sensación de estar atrapado o encerrado?

Son preguntas nada fáciles de contestar. Entiendo que algunos de ustedes incluso pueden dudar, pero les aseguro que hasta los personajes más notables de nuestra historia comenzaron siendo temerosos:

Liu Xiaobo, escritor y profesor, fue detenido en 2008 por pedir un sistema legal independiente y que se pusiera fin al gobierno de partido único en China. Fue el primer ciudadano chino en recibir el Premio Nobel de la Paz en 2010.

Rosa Parks, activista afroamericana defensora de los derechos civiles, se negó a ceder su asiento y moverse a uno designado cuando se lo pidieron, desobedeciendo así las leyes de Alabama. Su acción llevó a la decisión de la Corte Suprema de prohibir la segregación racial en el transporte público en 1956.

Como una joven pakistaní, Malala Yousafzai, quien sobrevivió a un disparo en la cabeza cuando reclamaba educación para la juventud. En 2014, a la edad de diecisiete años, recibió el Premio Nobel de la Paz, la persona más joven en recibir ese reconocimiento.

Al hacerme las preguntas anteriores, me vienen a la mente tres palabras:

Autenticidad, integridad, honestidad.

» *La autenticidad* es el medio a través del cual ser tú mismo, para expresarte plenamente en un momento dado. Otros lo han llamado tu *verdad*. No existe nadie como tú ni nadie tan único como tú. Esto también puede aplicarse a tu forma de expresarte, que es única en el mundo. ¿Por qué dejarte influenciar por alguien además de por ti mismo? Es tan vital que el mundo escuche tu voz, que sería una tragedia si fuera suprimida por alguna razón. ¡Sé el verdadero TÚ!

» *La integridad* significa que seas dueño de tus palabras ¿Alguna vez has notado que algunas personas en realidad no dicen lo que quieren decir? ¿Sueles confiar en esas personas? Las palabras son *extremadamente* poderosas, y tienen mucho peso. Las palabras, según cómo elijas expresarte, pueden definir tu personalidad. Usa tus palabras para inspirar, no para lastimar.

» *La honestidad* significa algo más que simplemente no mentir. Transmite respeto por los demás y, lo más importante, respeto por ti mismo. Retomando el caso de mi madre, sería más perjudicial si mi madre no se hubiera respetado a sí misma al no mantenerse firme con mi padre y hubiera permitido que me quedara en China. A modo de estimular tus pensamientos, si te permites ser deshonesto con los demás, ¿cuánto tiempo tardará tu comportamiento en convertirse en algo *normal*? ¿Cuánto tiempo tarda en convertirse en una rutina?

*"Expresarse honestamente con uno mismo,
no mentirse a uno mismo, eso, amigo mío,
es muy difícil de hacer".*
BRUCE LEE

Mi propio coraje fue puesto a prueba hace unos años, cuando tuve que tomar una decisión increíblemente difícil: la decisión de abandonar mis estudios en medicina. Este es un extracto de las entradas de mi diario:

El sudor goteaba por mi frente. Mi voz se apagó cuando mis pensamientos se confirmaron en mi mente y tomé mi decisión final. Nunca lo vi venir.

Acababa de hablar por teléfono con un buen amigo mío, era una fresca noche de otoño. Entré y empecé a buscar un programa de entrenamiento médico con el que pudiera quedarme en la casa de mis padres en Nueva Jersey. La búsqueda de residencias médicas para un estudiante de medicina es uno de los períodos más difíciles en la carrera de un médico en los Estados Unidos. Para determinar la probabilidad de un solicitante de *cumplir los criterios* en un programa de capacitación médica, se utiliza una larga lista de parámetros, incluidos, entre otros, calificaciones de exámenes, currículums vitae y cartas de recomendación. Cumplí los criterios para el programa que elegí como segunda opción. Sin contar con una red de seguridad, decidí renunciar cuatro meses después de comenzar ese programa.

Ahora bien, puede que algunos de ustedes se haya quedado boquiabiertos, especialmente aquellos familiarizados con esta profesión. Puede que algunos de ustedes hayan sacudido sus cabezas como signo de desaprobación. No te culpo por ello si es así. Probablemente yo también lo hubiera hecho. Déjame explicártelo. Durante ese tiempo, como cualquier otro médico interno, estaba listo para asumir cualquier caso médico que se me presentara. Las visitas al hospital, los casos de estudio y el trabajo en equipo en colaboración con enfermeras y otro personal de atención médica me entusiasmaban. Para lo que no estaba preparado era para el drama tóxico, a veces político, que había en el entorno de la atención sanitaria. La intensificación de esto fueron las bromas que les hacían a los novatos en mi programa. Estaba realmente confundido y desanimado por todo. Busqué consejo en mi familia y amigos cercanos para entender mejor mi situación, pero rápidamente caí en una *depresión* con pensamientos dirigidos a dejar la medicina por completo. Tenía que cambiar algo. Estaba muriendo espiritualmente.

Como dije, *jamás vi venir esto.*

Mi hermana me recomendó un coach personal después de escuchar mi angustia. Viéndolo en retrospectiva, esa llamada telefónica concreta cambió mi vida. Me quedé sin opciones y me arriesgué a descargar lo que estaba sintiendo con un desconocido, *¡a hablar sobre el hecho de ser totalmente vulnerable!* No tenía ni idea de si esta persona me juzgaría o, peor aún, si me haría salir de mi situación actual, pero sabía que mis sentimientos viscerales me decían que iba en la dirección equivocada y que necesitaba encontrar una dirección. Al principio era escéptico porque nunca había ido a ver un coach y ni siquiera sabía por dónde empezar. *¿Cómo se puede describir una crisis en la vida sin sonar como un loco o como una persona débil?* En medicina, no se estilaban los "gritos de socorro". No había nadie que te levantara cuando estabas hundido. Echando la vista atrás, los médicos no tenían a quién acudir, y tal vez esta sea la razón por la que "perdemos un médico al día" que se suicidan por depresión y enfermedades mentales no diagnosticadas, según Medscape[7]. Este coach en particular, con quien aún trabajo hoy en día, me enseñó la importancia de aceptar quién eres y escuchar tu propia voz. Es fácil olvidarse de eso en medio de la confusión generada por los demás si no le prestamos atención. También debemos filtrar las opiniones de otras personas y respetar lo que tenemos por decir. Digamos que había perdido la práctica, así que decidí dar el salto y escuchar mi propia voz interior, confiar en mi propia intuición. El resto es historia.

Una parte de *prosperar* tiene que ver con el flujo constante de elecciones que tienes que hacer durante tu vida, ya sea para ti o para otra persona. El buen hábito es asegurarte de que cada decisión venidera sea lo que realmente deseas en ese momento. Algunas serán elecciones que harás en tu día a día:

¿Qué voy a preparar para la cena? ¿Quién va a recoger a mis hijos del entrenamiento de fútbol? ¿Es hora de un cambio de aceite?

Por otro lado, también existen aquellas elecciones que pueden llegar a cambiar el *curso* de tu vida:

» El momento en que decides perseguir tu propósito y/u darle dirección a tu vida.

» El momento en que decides abandonar tu trabajo, porque no te apasiona.

» El momento en que decides acabar con una relación que te desempodera.

» El momento en que decides explicar a tus padres tu *verdad*.

» El momento en que decides defenderte por ti mismo.

¿Cómo sabes si tomaste una elección auténtica? Tras tomarla, no sentirás remordimientos ni le seguirás dando vueltas. Al elegir autoafirmarte, impulsarás tu vida hacia adelante, no hacia atrás. Eso es de lo que se trata la *medicina para prosperar*. Según mi madre, no era común que las mujeres de su generación y cultura se divorciaran o defendieran a sus opiniones. Supongo que se podría decir que mi madre había sido cortada con un patrón diferente, o tal vez simplemente eligió hacer aquello en lo que creía.

Ser auténtico es esencial para *prosperar*, son las ascuas encendidas de un fuego que no muere, sino que se alimenta de tu voluntad de ser sincero con respecto a quién eres y lo que representas. Exprésalo con claridad. Sé escéptico, pero también firme, en tus convicciones. Estarás feliz de hacer lo que hagas.

PASOS A REALIZAR

- Escribe algo que hayas temido expresar y las barreras que te han impedido usar tu voz.

- ¿Cuáles son los próximos pasos a seguir para ejercer *tu verdad?* Anótalos.

- Describe tu yo *real*. Si alguien tuviera que escribir un mensaje en tu tumba, ¿qué diría? ¿Cómo te gustaría que te recordaran? Entonces, pregúntate a ti mismo, *¿Por qué soy esta persona ahora y qué puedo cambiar hoy?*

Tus pensamientos. Tu hoja de ruta. Tus próximos pasos...

_____

_____

_____

_____

_____

_____

_____

_____

_____

_____

_____

_____

_____

_____

_____

_____

_____

_____

Capítulo 9

Obstáculos

"Las paredes de ladrillo están ahí por una razón: sirven para probar lo mucho que queremos las cosas".

- RANDY PAUSCH, PROFESOR DE LA UNIVERSIDAD CARNEGIE MELLON Y AUTOR DE *LA ÚLTIMA LECCIÓN*

Los obstáculos son como los puestos de control con los que nos encontramos en la vida. Están ahí para recordarnos que siempre se van a presentar desafíos, estés o no listo para ellos. *Prosperar* se trata de levantarte tantas veces como caigas; de reconocer dónde fallas y de cambiar el rumbo para evitar cometer errores de nuevo en el futuro. Sin obstáculos, no podemos crecer, cambiar ni evolucionar. Pueden existir obstáculos incluso en las cosas que amamos hacer. Esto es un ejemplo de cuando completé mi primera maratón:

> *La última vez que me miré en un espejo, no recuerdo que fuera un gallo. Entonces, ¿por qué me levanto tan temprano?*
> Miré el despertador abriendo un ojo. Eran las 5:37 AM. Me había despertado antes incluso de que sonara la alarma de las seis.
> *Caramba, debo estar loco.*

Era un sábado por la mañana. Esta fue una de las pocas ocasiones en las que pude incluir en mi agenda una carrera de larga distancia. Decidí inscribirme en la Maratón de la Ciudad de Nueva York hace casi tres meses y medio, y hoy estaba a punto de correr una de las distancias más largas que he corrido nunca: casi treinta kilómetros. Y eso ni siquiera era la distancia completa de la maratón.

A diferencia de otros corredores experimentados, yo no era un corredor de larga distancia. Principalmente corrí en la escuela secundaria y en realidad corría triatlones, que también incluyen ciclismo y natación. Sin embargo, las maratones y su cantidad de seguidores son madera de otro árbol. Estas personas respiran, transpiran y sangran maratón. Patean el asfalto con fervor y con gusto vuelven a casa con cicatrices y cortes en las rodillas.

¿Yo? Me conformaba con poder completar la maldita carrera. La maratón de la ciudad de Nueva York había estado en mi lista durante mucho tiempo. Veintiséis millas de asfalto, adoquines y puentes serpentean a través de sus cinco distritos con casi ocho millones de personas. Pero solo había un pequeño detalle...

Yo nunca había completado una maratón antes.

¿Por qué estoy haciendo esto? Ah sí, porque *me encanta el desafío que representa.*

Mi amor por las carreras comenzó hace diez años, en 2006. Comencé con los triatlones porque me encantó su diversidad y su dinamismo. Me fascinó el hecho de que se debe cambiar de natación a bicicleta y a correr en una carrera sin equipo de relevos. Es un deporte originado y muy arraigado en Kona, Hawái, que atrajo a los jóvenes y a los jóvenes de espíritu. No estoy diciendo que fuera bueno en eso. Había muchos que eran más jóvenes y más viejos que yo que me ganaban una y otra vez. Simplemente disfrutaba de la más pura deportividad y del desafío más puro, especialmente del entrenamiento necesario para participar en él. Fue una gran lección de humildad ver a jóvenes, ancianos, novatos y veteranos juntos en la línea de salida para lograr algo increíble. Desde entonces, he hecho la transición a cinco kilómetros, diez kilómetros, medias maratones, carreras con lodo y carreras de obstáculos.

A lo largo de los años, me he preguntado por qué amo tanto las carreras y por qué se ha convertido en una de mis pasiones. Actúa como un desafío mental para seguir enfrentando los elementos, no solo físicamente, sino también mental y emocionalmente. Las carreras me ponen a prueba a mí y a mi capacidad para no rendirme. *¿Está bien renunciar en la vida?* Siempre puedes pasar una cantidad exorbitante de tiempo en el gimnasio, pero si no dedicas tiempo a probar tu espíritu humano, desarrollas menos capacidad de recuperación. Tener resiliencia es similar al surf. Al igual que las olas en el océano, nos vamos a encontrar con olas grandes y con olas pequeñas. *Lo único que importa es qué tan bien las surfees, o si estás dispuesto a surfearlas.* A veces, te caerás de la tabla de surf, pero depende de ti decidir si quieres volver a bordo o no. Aplicando esa analogía a las carreras y a la vida, me di cuenta de que nunca había renunciado o abandonado en una carrera. Hubo muchas ocasiones en las que quise renunciar durante una carrera, pero nunca lo hice.

Durante mis carreras matinales son varios los pensamientos que pasan por mi cabeza:

"Estoy muy agotado y sin aliento".

"No soy lo suficientemente bueno".

"Es demasiado largo y demasiado duro".

"¿Por qué todos son mejores y más rápidos que yo?"

Al final, me digo a mí mismo que sí, que fue todo un desafío, y sí, estaba cansado de pedalear durante más de treinta kilómetros y luego correr otros diez kilómetros, o escalar paredes laterales y subir una cuerda vertical durante una carrera con barro. PERO NO DEBO RENUNCIAR. Para mí, renunciar es tirar por la borda todo el trabajo duro que hice hasta el día de la carrera. Renunciar es elegir la opción más fácil para aliviar el dolor. Lo más importante es que cuando decides no renunciar, te identificas con la lucha de otra persona que también podría estar enfrentando algo igual de desafiante y que no puede renunciar.

~ ~ ~

El día de la maratón fue uno de los días más difíciles que he enfrentado.

"No, renunciar no es una opción", me dije en voz baja. Acababa de pasar el marcador del kilómetro treinta y dos.

Miré hacia abajo del puente de hormigón por el que estaba pasando, y el sudor goteaba por mi frente, mientras cruzaba el puente de Madison Avenue en aquella fría y ventosa mañana de noviembre. De repente, sentí una punzada leve en mi pantorrilla derecha y un espasmo simultáneo en el costado izquierdo. De nuevo, me acordé de que podía abandonar en cualquier momento. *Sí, ese sería el camino más fácil. Todo esto habría terminado si dijera eso.* Sin embargo, todo cambió cuando miré a mi izquierda y luego a mi derecha. Más de cincuenta mil corredores de más de cien países vinieron ese día para participar en la ciudad más singular del mundo: una ciudad a la que hay que ir con actitud y dejando las excusas en casa. Con más de cuarenta y seis kilómetros con aficionados alentando y los miles de corredores que me acompañaban, sentí un subidón en todo mi cuerpo. Estaba corriendo impulsado por la más pura ENERGÍA HUMANA. Mi deseo de renunciar se transformó en la pregunta: *¿cómo puedo llegar a la siguiente calle y luego al siguiente puente?* Paso a paso, calle a calle, kilómetro a kilómetro. Esa tarde, tuve una de las más grandes sonrisas de todos los presentes en mi rostro. Me sentía orgulloso de haber terminado.

Los obstáculos son recordatorios constantes de que debemos esforzarnos, pero, lo que es más importante, de *por qué* nos esforzamos. Nos esforzamos porque al dudar de nosotros mismos nos privamos de poder decir que podemos y que somos totalmente capaces de hacer lo imposible. A veces, decimos que hay cosas o eventos que son imposibles de conseguir cuando, en realidad, *nada es imposible.* Creer que algo es imposible es no darte la oportunidad de intentarlo. Intentarlo es dar solo el primer paso. Estás un paso más cerca de vencer lo *imposible.* De eso se trata *prosperar.*

Probemos un ejercicio. Tómate un momento contigo mismo. ¡Colócate en tu lugar de trabajo, sala de estar, biblioteca pública, parque o habitación favorita!

¿Qué piensas o dices de ti mismo cuando tienes dudas?

Estos son algunos obstáculos o bloqueos comunes que encontramos:

1. Compararte con los demás.

2. Pensar que no eres lo suficientemente bueno o válido.

3. Necesitar la aprobación de los demás.

4. Perseguir la perfección

Vamos a abordar estos puntos, ¿de acuerdo?

1. Cuando te comparas con otros, estás sacando tu individualidad de la ecuación. Recuerda que eres un ser humano ÚNICO y ESTUPENDO. No hay nadie como tú en este planeta, literalmente. No hay nadie con tu composición genética específica, tus habilidades, tus talentos y tu genio. Decidas lo que decidas producir, ya sea un proyecto, un libro, una película, una canción o cualquier otra cosa, le infundirás tu propio estilo y

personalidad. Esa es la belleza de la humanidad. Existe tanta diversidad en este planeta que, aunque haya similitudes, nadie puede hacer lo que tú puedes hacer. Permítete expresar tu ingenio. El mundo merece saber de ti.

2. Pensar que no soy lo suficientemente bueno es uno de los muros más altos que personalmente he enfrentado en el pasado, y uno que escucho a menudo. Esto tiene mucho que ver con la forma en que uno fue educado y con el entorno en el que creció. La sociedad a menudo puede ser cruel. Los medios pueden ser desalmados. Los compañeros pueden ser brutales. Esto genera el temor de que no podemos lograr nada o de que existe un límite a lo que somos capaces de hacer. Cada uno de nosotros fue traído a esta tierra para lograr COSAS GRANDES. Cada uno de nosotros tiene un poder eterno que solo puede ser limitado por nosotros mismos, no por los demás. Nos limitamos cuando decimos "no puedo". Esto puede cambiar diciendo: "PUEDO" o "SOY LO SUFICIENTEMENTE BUENO". No permitas que otros o, aún más importante, tú desconozcas ese poder, porque una vez que lo hagas, te olvidas de por qué eres bueno. ¡Eres MÁS que suficientemente bueno!

3. Todos necesitamos la aprobación de los demás. Este es un tema interesante de abordar porque la mayoría de nosotros vivimos con otras personas y dependemos de otras personas a lo largo de nuestras rutinas diarias. Por ejemplo, el lugar de trabajo ofrece conversación y un ambiente colaborativo. Las facultades ofrecen educación profesional y crecimiento personal. Dependiendo del entorno, necesitamos "aprobación" para facilitar el progreso y la logística. Las aprobaciones que *no* necesitamos son aquellas que creemos que son necesarias para avanzar nosotros mismos. Buscar la opinión, la crítica y la aprobación de otros es tener en

cuenta solo las perspectivas de otras personas en lugar de las tuyas. Cada uno es responsable de su propia felicidad y crecimiento personal. No es tu responsabilidad hacer felices a los demás así como ellos no son responsables de hacerte feliz a ti. En cambio, puedes considerar las palabras de otros como "sugerencias para mejorar" y permitir que florezca una crítica constructiva. Tienes total libre albedrío para interpretar y procesar las palabras para que sean verdades o no, y tienes todas las capacidades necesarias para permitir a las *palabras* ser tu *verdad*. Nunca nada es la *verdad* a menos que tú *permitas* que lo sea.

4. Hay una frase común que circula de persona en persona: "Bueno, todos cometemos errores, *nadie es perfecto*". Sí, hasta cierto punto es cierto que todos cometemos errores y nos equivocamos. Por otro lado, discutiría la expresión *"nadie es perfecto"*. Antes de abordar esto, permíteme compartir contigo un momento en el que me di cuenta de algo mientras caminaba un día. Durante uno de mis fines de semana, cuando trabajaba como médico ambulante en una reserva de americanos nativos al norte de Las Vegas, traté de ir al Red Rock Canyon, una de las áreas de conservación nacional del estado de Nevada. Ahí, los senderos están llenos de una flora del desierto impresionante y están rodeados de paisajes panorámicos de piedra caliza y arenisca que se remontan al período Triásico. Fue bastante fácil pasar un mínimo de dos horas allí transpirando generosamente. El cañón también ofrecía soledad y momentos de serenidad. Durante una de mis caminatas, estaba mirando hacia el horizonte cuando de repente me vino a la cabeza un pensamiento que me golpeó como si fuera una tonelada de ladrillos.

Nada es perfecto a ojos de un humano, pero a ojos del universo, lo es.

Lo que esto significa básicamente es que nosotros, en tanto personas, tendemos a centrarnos demasiado en nuestros defectos, debilidades e imperfecciones. Tendemos a centrarnos menos en nuestras fortalezas, talentos y dones. Cuando nos concentramos en nuestros defectos, continuamos reforzando la idea de que no somos suficientemente buenos o válidos. Déjame invitarte a considerar otro punto de vista: *si no fueras perfecto, básicamente, NO existirías*. Piensa en esto por un momento. Para que existas en este mundo, tuvieron que entrar en juego muchas variables, factores y una sincronización perfecta. Por lo tanto, ya eres *perfecto* porque simplemente existes. Ya tienes todo lo que necesitas para hacer cosas grandes en esta vida y en este mundo. Ya vienes con el equipo necesario y estás listo para avanzar. No hay necesidad de que busques fuera de ti para llenar "vacíos o huecos". Además, las voces externas pueden ser persuasivas y decirte lo contrario, pero ten en cuenta esto: ¿prefieres dedicar tiempo a concentrarte en lo que otros dicen sobre ti o prefieres confiar en tu propia voz?

"No dejes que el ruido de las opiniones de la gente apague tu propia voz interior".
- STEVE JOBS, COFUNDADOR DE APPLE.

La medicina para prosperar no solo se trata de seguir adelante, sino también de reconocer que cuando retrocedes dos pasos en la vida, debes aprender la lección, y no juzgar ni castigar. *Prosperar* conlleva construir resiliencia. Recuerda que en la vida siempre vendrán *olas*. Surféalas bien. La aprobación de los demás puede ser abrumadora y convincente, pero tú puedes elegir cómo quieres que ello dicte tu vida. Todo y todos en la Tierra ya somos *perfectos*. No te esfuerces por alcanzar la perfección, sino por crecer, comprender y tener compasión. Eres más que suficientemente bueno. ¡Eres BRILLANTE!

PASOS A REALIZAR

- Da pasos para vencer tus miedos y tus percepciones erróneas sobre ti mismo. Enumera estos pasos y crea un plan de acción.

- Rodéate de personas que te amen y apoyen.

- Trata de no renunciar en el primer intento. Sigue esforzándote más allá de tu zona de confort.

- Encuentra pasatiempos, profesiones y trabajos que te planteen desafíos y te mantengan estimulado.

Tus pensamientos. Tu hoja de ruta. Tus próximos pasos...

Capítulo 10

Miedo

Nuestro miedo más profundo no es sentir que somos insuficientes. Nuestro miedo más hondo es sentirnos poderosos más allá de toda medida . Es nuestra luz, no nuestra oscuridad, la que nos asusta.

MARIANNE WILLIAMSON

Existe una diferencia entre nuestra respuesta instintiva de lucha o huida y la biología de la autoconservación frente al temor que nuestras mentes han creado para impedir que vivamos nuestras vidas con plenitud. Esto puede limitar nuestro potencial humano. Construimos obstáculos personales que automáticamente nos impiden dar el primer paso. Levantamos muros que nos impiden avanzar. ¿Y por qué sucede eso? Según la doctora Melanie Greenberg, "nuestros cerebros están diseñados para sobrevivir, no para ser felices"[8].

Tómate un momento para reflexionar sobre todas las veces que no pudiste lograr todas las cosas que querías porque funcionabas en un estado de miedo. Perderte un evento deportivo por miedo a perder, no asistir a una boda por miedo a la duda, o no cantar en tu recital por miedo a que no salga perfecto. Imaginemos este escenario: ¿qué pasaría si no hubieras estado en ese estado de miedo? ¿Qué podrías haber creado realmente por ti mismo?

¿Por qué es el miedo un componente importante de la prosperidad? En cierto modo, el miedo es la antítesis de *prosperar*. Imagina un río que fluye. *La medicina para prosperar* representa la fuerza de la energía cinética del agua para seguir moviéndose por el río hacia donde quiera que vaya. El miedo representa las rocas y peñascos presentes en el río que tratan de detener el flujo del río. El miedo simboliza el recurso al que tu vida acude de forma provisional, que te detiene e impide avanzar. *Entonces, ¿qué hace el agua cuando encuentra rocas en el medio del río?* Fluye a su alrededor. No choca. La *medicina para prosperar* también se trata de crear estrategias para *rodear* tus miedos.

El doctor Theo Tsaousides, neuropsicólogo, explica cómo el miedo en nuestras mentes se puede dividir en diferentes categorías:

"Algunos temores son instintivos... otros temores se aprenden... otros temores se enseñan: las normas culturales a menudo dictan si se debe temer o no algo.

El miedo también es en parte *imaginado* y, de esa forma, puede surgir en ausencia de algo aterrador. De hecho, dado que nuestros cerebros son tan eficientes, comenzamos a temer una serie de estímulos que no son aterradores (miedo condicionado) o que ni siquiera existen aún (ansiedad anticipativa). Nos asustamos por lo que imaginamos que podría pasar... Pero este miedo sin sentido y de baja intensidad puede convertirse en ansiedad crónica por nada en concreto y volverse así algo debilitante"[9].

Centrémonos en esa última frase. Como médico, los pacientes acuden a mí por muchos problemas, como puede ser el control de enfermedades crónicas, dolores lumbares y resfriados comunes. Uno de los problemas más comunes es la ansiedad crónica y la depresión y, según mis observaciones, la mayoría de estos problemas están ligados al miedo que hemos creado en nuestra mente, al temor de que algo pueda o no suceder. Una de las razones de esto es nuestro apego al pasado o al futuro. Para algunas personas, el pasado puede influir y, a veces, abrumar su realidad actual. Algunas personas temen el poder irracional que su pasado puede tener en sus vidas. En lugar de ser escépticos y desafiar sus pensamientos anteriores, permiten que el pasado dirija sus vidas.

De manera similar, los pensamientos de incertidumbre y la anticipación de un futuro desconocido desempoderan a las personas, y desafortunadamente las convierten en esclavas de sus pensamientos. A veces, esos pensamientos debilitantes te paralizan todo un día o, peor aún, toda una vida. La expresión en sus caras puede ir desde el terror hasta la preocupación constante. ¿De qué tenemos miedo realmente? Etiquetamos algunos temores (por ejemplo, rechazo, ineptitud, duda) y otros no, pero todos producen el mismo resultado: *inhibición de sujeción*.

Durante mis sesiones de coaching, Breanne, una de mis clientes, vino a verme por algo con lo que ella había estado luchando. Me dijo que había estado frustrada y triste durante algún tiempo sin poder precisar por qué. Cuando le pregunté qué había estado pasando, me dijo: "Bueno, hay un tipo que me ha estado molestando en el trabajo hace ya un tiempo. Cambia las cosas de lugar en mi escritorio o deja notas con mensajes escritos en Post-it".

"Parece que está coqueteando y siendo juguetón ", le dije mientras observaba su tono.

Pero luego ella me contó que él había quedado con ella para tomar un café, pero que luego canceló. Antes de eso, solo habían salido un par de veces. Breanne no estaba realmente preparada para afrontar la situación de una cita ya que acababa de salir de una relación de mucho tiempo, pero se sentía muy angustiada y molesta por la cancelación de esta cita en particular. Esto le hizo pasar varias noches sin dormir y le causó muchas perturbaciones en su rutina de trabajo. Le expliqué que tiene que ver menos con su relación cuestionable con esta persona y más con el deseo de estar con alguien. De forma similar a los antojos de chocolate que pueda tener una persona, no se trata tanto del chocolate en sí, sino de cómo los *antojos* y las obsesiones/compulsiones vinculadas con los antojos te llevan a dejar de hacer todo lo que estabas haciendo para cumplir un deseo. Entonces, hay que poner el foco en la *fuente* de los *antojos* y no necesariamente en el contenido de los antojos.

En el caso particular de Breanne, su miedo y ansiedad no se debieron tanto a las razones de la cancelación de esa posible cita, sino más bien a las personas que no habían aparecido en su vida. A su vez, esto reforzó su propia independencia, que puede verse como una fortaleza y un digno rasgo de su carácter. Sin embargo, le dio miedo confiar en los demás, y si se tiene menos confianza en los demás, se desarrollan menos relaciones con las personas, disminuyendo así tu capacidad para *prosperar* debido a la falta de conexión con el otro.

A fin de *prosperar*, debemos optar por observar y mantener la serenidad con nuestros temores. Para vencer el miedo, en primer lugar, tenemos que entender por qué tenemos miedo, para luego abordarlo. Los siguientes temores, creo, son los que nos impiden alcanzar nuestro potencial y compartir nuestros dones con el resto del mundo.

» *Miedo a ser tú mismo*: a veces, la vida es como una obra de teatro: alguien más escribe el guion. ¿Pero por qué lo iba a escribir alguien más? ¿Es porque tienes miedo de ser el centro de atención de tu propio escenario? ¿Estás dejando que el miedo escriba tu guion? Déjame recordarte algo: ¡eres dueño de tu destino! Tienes la posibilidad de elegir el guion, los personajes a incluir y la trama. Entonces, ¿por qué es tan difícil ser nosotros mismos? Imagínate ensayando para una representación *de verdad* en una función. Entonces, justo antes de la función, tu cuerpo se detiene de repente. Tu cotorra empieza a hablar. Tus creencias limitantes se activan.

"Nunca seré lo suficientemente bueno".

La única razón por la que este tipo de patrón de pensamiento puede controlarte es porque depende del poder de las opiniones de otras personas, de la aprobación del otro. Esto se puede aplicar a otras situaciones, ¿verdad? Pero, ¿sabes qué? *¿A* q*uién le preocupa lo que piensen otras personas?* Pon anteojeras en los pensamientos y opiniones de otras personas. No dejes que tu propia voz interior se apague. Deja que tu voz brille en medio del mundanal ruido exterior. Eres el protagonista de tu historia. Al ser tú mismo, estás compartiendo tus dones con el resto del mundo. El mundo necesita que te hagas NOTAR. Encuentra tus dones ahora. Practícalos diariamente, luego muéstralos. Es hora de que subas al escenario.

» *Miedo a ser feliz*: no te engañes a ti mismo al no elegir ser feliz, porque, de hecho, se trata de una elección. Por favor, vuelve a leer la última frase. LA FELICIDAD ES UNA ELECCIÓN. No solo te pasa a ti. Puedes atraer la felicidad estando en un entorno que fomente tu yo superior. Por ejemplo, elige amigos que te apoyen incluso cuando estés lejos. Elige un lugar de trabajo que fomente tu potencial. Elige una pareja que te inspire a hacerlo mejor. Ser feliz es un proceso que requiere que unas todos los aspectos de tu vida y que los interconectes. También quiere decir no permitir que alguien o algo te arrebate lo que tú eres. La vida es demasiado valiosa como para no ser feliz. Dale la bienvenida ahora.

» *Miedo al éxito/fracaso*: todos tenemos sueños. Todos tenemos ambiciones. Todos tenemos aspiraciones. Son excelentes para escribirlos en papel y en tableros de visión, pero también necesitamos acciones para alimentarlos. Todo el mundo es plenamente capaz de lograr sus sueños. Entonces, ¿por qué algunas personas logran sus metas y otras no? No depende de la apariencia, el dinero o el estatus. Depende de una obstinada determinación y sacrificio. Aquellos que cumplen sus sueños ponen el sudor de su frente, día tras día. Sin embargo, nunca sabrás qué es el éxito o el fracaso si no das el primer paso. El éxito personal requiere que te levantes varias veces después de caer. La crítica y la lucha siempre estarán ahí, como en una pista de obstáculos. Sin ellos, no sabrías qué tan alto debes saltar ni qué tan difícil es impulsarse. Steven Spielberg, Oprah y Steve Jobs son solo algunos de los muchos a los que desde el principio se les dijo que abandonaran. Pues bien, ¿*lo hicieron?* Generalmente, los que te dicen que no puedes, son los que se han dado por vencidos ellos mismos. Todo se reduce a cuánto lo quieres y cuánto estás dispuesto a sacrificar. Olvida el miedo. Deséchalo. Ahora.

Algo fundamental a tener en cuenta sobre el miedo: es una *ilusión*.

Déjame decirlo de nuevo.
El miedo es una ilusión, un espejismo.

Hemos creado esta ilusión que, a su vez, nos detiene en nuestros caminos. A veces, habitamos ese espacio durante tanto tiempo que se convierte en parte de nuestra vida diaria, hábitos y rutinas. Es similar a cómo el cemento fresco se endurecerá con el tiempo, ¡no queremos que el hábito del miedo quede grabado en piedra! El doctor Theo Tsaousides también comentó que *"el miedo dicta tus acciones"*[9] y yo he observado que muchos de mis pacientes y clientes han elegido la seguridad y la familiaridad como los caminos principales en sus vidas. Ahora bien, no me malinterpretes, no hay nada de malo en elegir la ruta más segura. Pero ten en cuenta esto: si eliges la ruta segura, estás permitiendo que el miedo dicte por dónde manejas y no te estás permitiendo crecer, madurar y aprender. Cometemos errores por una razón: para aprender, y no para sentir remordimientos o culpa. Date la oportunidad de florecer sintiéndote incómodo y no familiarizado con el momento actual. Aprende de ello. Deja de juzgarlo y de juzgarte a ti mismo.

Además, ten en cuenta que las emociones asociadas con el miedo son temporales. No son permanentes. Hay algo de reconfortante en el hecho de identificar que las emociones negativas duran poco tiempo y que eso ya supone la mitad de la batalla ganada para liberarte de esa atadura. Al comprender y tener conciencia de que el miedo es temporal, las emociones asociadas con tu miedo ejercerán un menor control sobre ti. La mitad restante es averiguar de dónde proviene tu miedo. ¿Dónde se arraigan tus miedos?

» *Observar y aceptar*: imagínate parado afuera de una ventana, mirando dentro de la casa de tu propia mente. Te das cuenta de que estás sentado en medio de la habitación. También observas que la habitación está llena de tus miedos, como el rechazo, los errores en el trabajo, los traumas del pasado. Es posible que en el pasado hayas tratado de tapar tus miedos con un vendaje externo, como son el alcohol, las drogas o la autodestrucción. Intenta *observar* solamente y *no reaccionar* a los sentimientos incómodos vinculados a esos miedos recordando que únicamente estás mirando de afuera hacia adentro. Observa cómo van fluyendo los sentimientos a través de tu cuerpo y nota cómo pasan a través de él. Estos sentimientos no se quedan contigo. Hace años, aprendí esta técnica de meditación para pulir las reacciones de mi cuerpo a las sensaciones externas. En la meditación Vipassana, aprendes a sentarte y respirar transitando estas sensaciones en lugar de reaccionar a ellas.

Otra forma de entender el miedo y su ansiedad asociada es comprender que te genera una ilusión de control.

No tenemos control sobre nada.

Estoy seguro de que estás pensando en ejemplos opuestos. ¿Qué pasa con las finanzas? ¿Con el matrimonio? ¿El trabajo? ¿Las relaciones personales? Pues bien, puede que seas capaz de trabajar, pero no tienes control sobre la economía o la bolsa, o sobre si te despedirán o no mañana. No tenemos control sobre las personas ni sobre lo que hacen o dicen. Todo el mundo tienen libre albedrío, lo crean o no. No tenemos control sobre el clima y, por lo tanto, no tenemos control sobre el mundo exterior a nosotros.

Lo único sobre lo que tenemos control es sobre *cómo reaccionamos* ante las cosas, las personas y los eventos que se nos pongan por delante, y la posibilidad de estar tristes, felices, enojados o emocionados. Esta afirmación marca una diferencia determinante y cambiará fácilmente tu forma de ver las cosas de ahora en adelante. Puede parecer aterrador pensar que no tenemos control sobre nada, pero cuando somos conscientes de este aspecto, podemos desprendernos *de nuestros apegos* y, por lo tanto, de la tensión mental que conlleva "controlar" todo. Déjalo ir y te sentirás más ligero.

¿Qué es lo peor que puede pasar?

¿Habías escuchado esto antes? Es una expresión tan común que no nos detenemos a pensarla dos veces. Si aplicas esta pregunta a tu miedo de que *[inserta tu miedo aquí]*, ¿qué es lo peor que podría pasar? La *muerte* sería el peor de los casos, ¿pero adivina qué? ¡Todavía estas aquí! ¡¡¡¡¡Uoooh!!!!! ¡Hola! ¿Cómo estás? ¡Sí, tú! Estás vivo y eres la prueba viviente de que tu *miedo* no se ha apoderado de ti. Como con todas las cosas, se necesita práctica para salir del miedo. Algunos prueban con la hipnosis, otros encuentran útil la terapia cognitivo-conductual. No obstante, todo se reduce a que encuentres el coraje para salir de tu estado de miedo, decidas hacerlo por ti mismo o decidas buscar ayuda. De cualquier manera, es necesario ser fuerte y valiente para elegir NO vivir una vida con miedo. Para entrar y salir del miedo y llegar a apreciar que está *bien*, que tú estás bien, se necesita intentarlo varias veces. Es similar a meter tu pie en el agua por primera vez. ¿Cómo supiste que no morirías si metías el pie en el agua? ¿Experiencia tal vez? ¿De dónde viene la experiencia? Dando el primer paso, luego dando los pasos y repitiéndolos, hasta que con el tiempo se conviertan en práctica. ¿De dónde viene la práctica? De la *elección* de darse una oportunidad.

Entonces, ¿te gustaría dominar tu miedo o dejar que te controle?

A fin de que *prosperar*, uno debe aprender que el miedo es tan poderoso como tú se lo permitas. Recuerda que en parte también es algo aprendido, enseñado e imaginado. No te desilusiones con el miedo ni dejes que dicte tus acciones. Observa y no reacciones a las sensaciones que vienen asociadas con tus miedos. *Medicina para prosperar* es fluir alrededor de las *rocas* del río de tu vida. ¡No permitas que el miedo te impida alcanzar tu yo más elevado!

PASOS A REALIZAR

- Escribe tus miedos y pregúntate de dónde vienen. Siempre hay una fuente.

- Da pequeños pasos fuera de tu zona de confort todos los días. Las victorias pequeñas contribuirán a una gran victoria.

- Gana apoyos para enfrentar tus miedos. Haz una lista de las personas que están para ti.

- Relacionarte con aquellos que tuvieran el mismo miedo y ya lo han vencido. ¿Qué hicieron para vencerlo?

Tus pensamientos. Tu hoja de ruta. Tus próximos pasos...

Capítulo 11

Presente

"La muerte no es triste. Lo triste es que la mayoría de la gente no vive en absoluto".

\- Sócrates, de la película *El camino del guerrero*

¿Alguna vez te has parado a oler las rosas? Estar en el momento presente es todo un desafío en la era de los smartphones, las notificaciones automáticas, los videos de YouTube y los tuits. Parece que todo requiere nuestra atención en todo momento. Un ingrediente esencial de *prosperar* es que estés contigo mismo en el instante y que puedas utilizar los cinco sentidos. Este es un fragmento de mis primeros días de escuela:

> *6:59 AM - Oh, no. Es tan tarde.* Me apresuré, me puse la ropa y salí corriendo por la puerta. Era una mañana fresca y con viento. La frescura del aire tocó mi piel como un cálido abrazo que no había sentido en mucho tiempo. Estaba despierto mientras caminaba hacia el autobús. Mis ojos se agrandaron. Se abrieron las puertas. Subí.
>
> Finalmente había llegado el primer día del cuarto grado y yo sonreía. Mi familia y yo acabábamos de mudarnos a esta ciudad nueva y peculiar. Era nuestro

nuevo hogar. Aunque estaba nervioso y ansioso como cualquier recién llegado, por mis venas también corría la emoción. Muchos pensamientos se cruzaron por mi cabeza, emocionado como estaba por comenzar en una escuela nueva.

"¿Les gustaría a los niños nuevos?"

"¿Haría amigos nuevos?"

Al comenzar el día, multitudes de niños invadieron los pasillos como abejas obreras en una colmena. En la mañana, todos tratábamos de llegar a nuestras respectivas clases antes de que sonara el timbre. Miré mi papel arrugado para buscar la clase que tenía asignada. Aula *17*.

Oh, cielos, pensé. *Tuve la suerte de encontrar la puerta de entrada.*

Finalmente llegué a mi clase después de preguntar al vigilante del pasillo. Tragué saliva y lo acepté.

A ver qué sucede.

Giré el pomo de la puerta.

Caminé en silencio, pero igualmente podía sentir cómo las cabezas se giraban hacia mí. Ese era mi primer día, pero la escuela había comenzado hacía dos semanas. La maestra me miró y sonrió. Me indicó que tomara asiento.

"Clase, den la bienvenida a su compañero nuevo ".

Rápidamente me senté y coloqué mi mochila en el suelo. Saqué mi cuaderno de escritura y dos lápices mecánicos. *Sí, lo sé. Yo era un menso en ese entonces. No me gustaba afilar los lápices, ¿está bien?*

La maestra abrió su libro y se colocó las gafas. Ella tenía un encanto que la hacía muy agradable. Llevaba un vestido magenta recién planchado, y llevaba su cabello recogido en un moño. Sus mejillas rosadas nos dieron la bienvenida. Inmediatamente me sentí cómodo, como si hubiera estado en esta escuela nueva durante los últimos seis meses. La profesora pasó lista.

"Está bien, clase, voy a tomar asistencia. Levanten la mano cuando les llame por su nombre".

Oh muchacho, pensé. Por mi frente caían gotas de sudor.

"*¿Ashley?*

¿Scott?

¿Jason?"

Hombre, no me gustaba la sensación de que todos centraran su atención en mí. Me había metido en un par de peleas en el patio de mi última escuela y tuve muchos problemas, no solo con los castigos, sino también con mis padres. No estaban contentos conmigo. No me gustaron las miradas que recibí en ese entonces, las miradas de disgusto y decepción de mi último maestro y mis compañeros de clase. Me agitaba para hacerlo mejor. *¿No es gracioso que crezcamos para hacer lo mismo que los adultos?*

Quería comenzar de nuevo, comenzar de nuevo en este lugar nuevo.

"*¿Julie?*

¿Justine?

Colin... ¿Zhuu-u? "

Mi frenesí de pensamientos se detuvo repentinamente en ese momento. Todo quedó en silencio. Mi atención se centró en la profesora, todo se veía más de cerca. Me levanté rápidamente de mi asiento y levanté la mano.

Aquí estoy. Aquí estoy. PRESENTE, grité.

Un par de chicas sentadas a mi lado soltaron una risita. La maestra sonrió y me animó a sentarme. Sentí una vergüenza inmensa y me puse rojo.

¿Quién salta de su asiento cuando la profesora pasa lista?

Todos los ojos estaban puestos en el chico nuevo, solo que esta vez sonreí con satisfacción. Algo había cambiado. Decidí dejar atrás el pasado y centrarme en el momento actual. ¿De qué servía pensar en el pasado cuando me daba cuenta de que me estaba perdiendo mi realidad actual? El cuarto grado iba a pasar delante de mí si no prestaba atención a mi realidad.

Hay dos aspectos importantes en esta historia: *dejar ir el pasado y estar atento en el momento actual.*

No hay necesidad de preguntarse cómo fue una vez. Esos momentos se fueron. El pasado sirve como un recordatorio de que los eventos que hemos vivido simplemente sucedieron. No hay necesidad de albergar juicios sobre ellos. El pasado no define quiénes somos. Muchas personas se victimizan a sí mismas dejando que el pasado se apoderara de sus vidas y abrume su mundo. Por ejemplo, puedes pensar que eres una hija "mala" porque no hiciste lo que te dijo tu padre. También puedes pensar que no eres el estudiante más brillante porque fuiste el tercero de tu clase. Estos y muchos otros ejemplos son eventos que SIMPLEMENTE ocurrieron. Están ahí para recordarte que puedes elegir otra opción cuando vuelva a ocurrir un evento similar. Este concepto también puede aplicarse al pensamiento futuro. No permitas que el pasado y el futuro nos alejen del presente, de *este mismo instante.*

Además, a lo largo de los años he notado que mis recuerdos tienen un mayor impacto y son más memorables cuando elijo estar presente. Otra forma de decir esto es que cuanto más uso mis sentidos y más soy consciente en el momento presente, más perdura mi memoria sobre mis últimos años. Así, por ejemplo, con esta historia anterior, recuerdo el olor a grafito fresco propio de los lápices mecánicos que tenía o los chirridos que hizo la tiza cuando la maestra escribió su nombre en la pizarra. Estar presente es una herramienta poderosa de la *medicina para prosperar* porque cuanto más presentes estamos con nosotros mismos, más podemos vivir y disfrutar la vida.

En nuestro mundo actual de tecnología avanzada y redes sociales, los peatones cruzan las calles mientras miran sus teléfonos y pasan unos frente a los otros. También hay autobuses llenos de pasajeros que no se miran entre sí. En este mundo, comemos, hablamos, enviamos mensajes de texto y vemos las noticias simultáneamente. En este mundo, pasamos uno frente al otro sin escuchar y queriendo solo entender nuestro punto de vista para ganar una discusión. En este mundo, la única vez que no nos bombardean con publicidad pagada es cuando nos vamos a dormir.

Permíteme preguntarte.

¿Recuerdas lo que comiste ayer para almorzar?

¿Recuerdas la última conversación que tuviste con tus padres?

¿Cuándo fue la última vez que miraste las estrellas?

Sencillamente, vivimos en un mundo lleno de distracciones, ya sea por llamadas telefónicas constantes, atascos de tráfico con radios a todo volumen, o por mirar nuestros smartphones sonando cada cinco segundos. ¡Es bastante ruidoso! Nuestro mundo está lleno de ruido, humo y distracciones, cosas que nos alejan constantemente de lo único que importa:

ESTE INSTANTE.

¿Qué quiero decir con esto? Déjame desglosarlo. Este instante significa este segundo, este mismo momento en el que sostienes este libro y lees estas palabras, el momento actual en el que acabas de respirar y tomar un sorbo de agua o café.

Probemos este ejercicio:

Apaga tu teléfono y dile a la empresa en la que trabajas que estarás fuera durante los próximos cinco minutos. No te preocupes, te traeré de vuelta.

Busca una flor afuera, ya sea en un jardín o un parque cercano. Dirígete a la flor que te llame la atención. Bien, mira los pétalos. ¿De qué color son? Mira los contornos de cada pétalo.

¿Está quebrado alguno de ellos? ¿Ves algún insecto? ¿Qué están haciendo? Ahora, inclínate, cierra los ojos y huele la flor. ¿A qué huele? Inhala su aroma tres veces. ¿Huele dulce? ¿A tierra? ¿Es fresco? Excelente. Ahora sostén la flor en tus manos. Con cuidado. Eres un gigante en comparación con la flor. Cierra los ojos. ¿Cómo se siente? ¿Firme? ¿Suave? ¿Frágil? Pasa diez segundos haciendo eso. A continuación, baja al tallo (¡cuidado si hay espinas)! Siente el apoyo del tallo sosteniendo la flor. Se siente alto y fuerte, ¿verdad? *Increíble, lo sé.*

Si no hay flores cerca, toma tu taza de café o té. Cierra los ojos. ¿Qué sientes? Calidez... tu vaso envuelto por tus manos. ¿Qué más? ¿Es un vaso de papel? ¿De poliestireno? ¿Una taza de cerámica? Huélela. ¿Qué es ese aroma? ¿Es un café moca, un batido o un frappuccino con especias? ¿O es una infusión relajante de manzanilla?

Este ejercicio puede aplicarse a cualquier cosa. Lo único que requiere es que concentres tu atención en una cosa, y que sea una cosa a la vez. Sí, puede parecer simple, pero en realidad es mucho más difícil si no tienes práctica.

¿Dónde estaba tu mente cuando hacías esto? ¿Estabas realmente enfocada en la flor o la taza de té? ¿O se llenó tu mente con pensamientos como "qué voy a hacer para cenar", "quién va a recoger a los niños del entrenamiento de béisbol" o "saqué al perro esta mañana"? Está bien ¡Si tu mente no se distrajo y pudiste seguirlo, entonces TE FELICITO! Fuiste capaz de bloquear las distracciones de tu mente en ese momento y *estar presente y enfocado.* Incluso si lo hiciste, que no te sorprenda si tus pensamientos regresaron justo después del ejercicio. Se necesita práctica, práctica diaria, toda una vida de práctica.

Entonces, la siguiente pregunta es: ¿por qué lo único que importa es *este instante*? Bueno, veamos el panorama general:

La vida consiste en una serie de momentos: momentos notables y, a veces, momentos olvidados. Tú decides si deseas que esos momentos valgan la pena ser recordados: momentos que te dejan una gran impresión, momentos en los que no podías dejar de reírte, momentos en los que miraste a los ojos de tu amada y el mundo se detuvo. En el instante presente, simplemente puedes disfrutar de todo lo que te rodea porque elegiste concentrarte, prestar atención y estar presente para darte cuenta de que la vida está TODA a tu alrededor. No importa si estás solo en tu habitación leyendo esto, en un café concurrido o en un autobús repleto de gente, la vida está sucediendo a tu alrededor todo el tiempo, elijas o no estar presente. Entonces, debes ESTAR presente, ESTAR aquí, porque una vez que pasa el momento, se va. Jamás podrás recuperarlo.

~ ~ ~

El presente es un *regalo*...

> "Ayer es historia.
> Mañana es un misterio.
> Hoy es un regalo.
> Por eso se llama presente".
> - ALICE MORSE EARLE

Visto desde ahora, mi recuerdo nostálgico de la infancia también destaca otro aspecto crucial. El presente también es una oportunidad para comenzar de nuevo. Considera esto: cuando te levantas por la mañana, ¿has reflexionado alguna vez sobre el hecho de que realmente te despertaste *vivo*? Si alguna vez te dieran la oportunidad de despertar de nuevo, ¿te habrías arrepentido de la vida que has vivido hasta ahora? Usando una estrategia anterior de la *medicina para prosperar*, la gratitud nos permite reflexionar sobre la suerte que tenemos de vivir la vida que hemos vivido. No importa si te arrepientes o si has cometido errores en el pasado. A todos nos ha sucedido. El momento actual, el presente, hoy, es tu segunda oportunidad para presionar el botón de *actualizar*. ¡Eso es un regalo! Es un milagro que te den una segunda oportunidad en la vida solo porque te despertaste esta mañana. Te brinda la oportunidad de elegir de manera diferente: entre llevar tu vida de la misma manera o desviarte del camino establecido y crear tu propio camino nuevo. Poner en práctica el acto de ver el hoy como un regalo te ayudará a mejorar a largo plazo, porque básicamente cambiarás tu forma de percibir y vivir tu vida. Esto es *prosperar*, elegir mejor.

Tu vida es un regalo. No la desperdicies.
Tu vida es un lienzo sin pintar. Píntalo y crea
tu obra maestra.

Afina tus sentidos para estar más atento a tu entorno actual. Recuerda que tu pasado y tu futuro no te definen. Tienes la oportunidad de redefinirte cada día. Tu vida cambia para mejor, a partir de hoy, la tratas como un regalo.

PASOS A REALIZAR

- Lee *El guerreo paífico* (de Dan Millman), o si el tiempo apremia, mira la película *El camino del guerrero*.

- Vivimos en un mundo muy estimulante visualmente. Intentemos usar nuestros otros sentidos. El supermercado es uno de mis lugares favoritos para entrenarlos. Dirígete al pasillo de productos y pruébalo. Obtendrás una perspectiva nueva.

- Haz una lista de otros lugares donde puedes hacer esto. Programa un horario en el que puedas entrenar tus sentidos.

- La naturaleza es un campo de entrenamiento fantástico en el que estar atento. Deja atrás toda la tecnología y déjate envolver por la Madre Tierra.

Tus pensamientos. Tu hoja de ruta. Tus próximos pasos...

_____

_____

_____

_____

_____

_____

_____

_____

_____

_____

_____

_____

_____

_____

_____

_____

_____

_____

Capítulo 12

La Elección

*"A la larga, es importante recordar que no
podemos convertirnos en lo que necesitamos
ser si seguimos siendo lo que somos".*
- Max De Pree

Ahora que has llegado al final del libro, ya has descubierto que puedes dejar una huella indeleble en el mundo. Ahora comprendes que tus decisiones influyen en quienes te rodean. Sí, eres muy poderoso. Elijas correr y esconderte o ponerte en pie y avanzar hacia adelante, es tu elección. Este último capítulo sirve para resumir y reforzar todos los componentes para *prosperar. Vayamos al grano.*

Cuando el concepto de *medicina para prosperar* dio sus frutos, se redujo a una sola palabra: *elección.* Esta misma palabra abrió un mundo completamente nuevo para mí. Me permite expresar plenamente quién soy todos los días.

Hace cinco años, desperté de mi hibernación. De todas las experiencias de mi vida, esta llamada de atención fue la más significativa: fue un tipo de despertar que sugería que ya no podía seguir viviendo una vida sin rumbo y rutinaria tras haberme darme cuenta de la verdad. La verdad que descubrí es que cada ser humano tiene el potencial y la posibilidad de hacer cosas increíbles en este planeta hermoso con su cantidad de tiempo limitado, no solo para pasar el tiempo. Ya no quería que las cosas y las personas me fueran indiferentes, y me pregunté: *si hoy fuera mi último día en la Tierra, ¿estaría satisfecho con todo lo que he hecho hasta ahora?* Cuando comprendí esta *verdad*, la tomé para mí mismo y tomé diferentes decisiones en mi vida; opciones que llevaron a otro evento, otro momento u otra oportunidad, que se fueron construyendo unas sobre otras, como las vías del ferrocarril que conectan un extremo con el otro. Con una de mis mejores elecciones, pude salir de mi depresión al dejar mi entorno y al mismo tiempo permanecer en la profesión médica. Esta elección por sí sola finalmente me llevó a dirigir talleres culinarios, en los que enseñaba a los médicos a cocinar en tanto una habilidad de supervivencia para combatir nuestra epidemia de obesidad. También me ha brindado la oportunidad única de viajar por todo el mundo, además de estudiar en varios estados de los Estados Unidos.

Por favor no me malinterpretes. No todas mis elecciones me han conducido a resultados "excelentes". También sufrí muchos fracasos y derrotas autoinfligidas. Los pasos que di en falso me demostraron que todos podemos aprender, crecer y madurar a partir de nuestras experiencias si así lo decidimos. Mi lección es que no puedes tener éxito sin fracaso, que no puedes tener amor sin angustia y que no puedes *prosperar* sin *elecciones conscientes*.

Antes de mi despertar, no entendía este concepto ni reconocía quién era yo. A veces, uno puede ciertamente ir por la vida sin una dirección o una hoja de ruta. *Entonces, ¿qué termina sucediendo en estos casos?* Es inevitable, te sientes perdido y, a veces, confundido.

Este despertar ocurrió después de que me graduara en la facultad de medicina, cuando estaba haciendo la transición al siguiente capítulo de mi vida, que era la residencia médica. Sin embargo, a diferencia de mis compañeros de clase, tuve un descanso de nueve meses hasta mi próximo capítulo.

¿Qué hago durante nueve meses?

Hasta ese momento, había pasado más de un tercio de mi vida estudiando para convertirme en médico. No sabía cómo ESTAR SIN hacer nada. Me había acostumbrado a *estar ocupado* y básicamente nada más. *Esto es patético,* pensé. Algunos de mis colegas habrían seguido investigando, mientras que otros habrían trabajado en algún puesto del sistema sanitario para ir armando su currículum. En ese momento, no entendía el concepto de *"ser"* frente a *"hacer".* En otras palabras, no sabía cómo ser consciente.

Estaba en un momento bajo.

Podrías preguntar, "¿por qué? Acababas de terminar la escuela de medicina y te dirigías a la residencia ¡Básicamente tenías nueve meses de descanso! ¡Relájate!" Este ciertamente no fue el caso conmigo. Todavía no tenía ese impulso necesario como para divertirme. Había algo que estaba mal, algo vacío dentro de mí. Recordé una conversación entre mi hermana y yo:

"¿Qué pasa, hermano?", preguntó ella arqueando su ceja. Más allá de nuestro alboroto infantil, nuestro vínculo estaba muy arraigado y se afianzó más a lo largo de los años.

"No estoy seguro. Estoy un poco cansado y mentalmente fatigado. Simplemente no sé qué hacer en estos próximos meses", comenté, antes de dejar escapar un profundo suspiro.

"¿Qué hay que hacer... *nada*?", respondió, y yo arqueé mi ceja.

"¿Qué quieres decir?", pregunté inquisitivamente

"Exactamente eso. *Nada",* respondió con su característico tono de engreída.

Más tarde esa misma noche, ella me escribió una carta, algo que rara vez hace.

"Hola hermano. Solo quería decirte lo mucho que te amo y que estoy emocionada y muy agradecida de que nos hayamos encontrado en este viaje para cambiar el mundo. Confíe en el proceso y en el viaje. Creo que estar contigo mismo es la mejor prueba para medir tu amor propio.

Sentarte quieto y estar solo contigo será una habilidad que te traerá más armonía y paz en tu vida más allá de todos tus logros. Si puedes lograr mucho y aún tienes problemas para sentarte contigo mismo, entonces es posible que te falte la paz interior. Cuando te defines por las personas que amas y las cosas que has hecho, independientemente de las cosas externas, ¿quién eres? Eso es para que te lo respondas.

Todos ellos son parte de ti, pero necesitas poder cultivar el amor que está separado de otra persona. Entonces encontrarás la paz dondequiera que estés.

Al año siguiente, me puse mis propios zapatos por primera vez.

Con total honestidad, la forma en que deseas definir tu vida se reduce a con qué es con lo que deseas contribuir al mundo. ¿Estás dispuesto a hacer lo que sea necesario para lograrlo? ¿Cuál será tu legado? ¿Qué vas a dejar tras de ti que hará que otros te recuerden?

Probemos este ejercicio:

Imagina tu inesperado entierro. Las noticias de las seis en punto informaron que había ocurrido un accidente automovilístico terrible en la autopista la semana pasada. Tu familia y amigos cercanos están ahí, rodeando tu ataúd. Las hojas de otoño han caído sobre el nicho de piedra rústica y los pétalos marrones. Muchos de ellos lloran, otros se dan la mano. Tu mejor amigo camina hacia el podio y comienza tu elogio.

¿Qué dirán de ti? ¿Cómo te gustaría que te recordaran? ¿Qué vas a dejar tras de ti para los demás? Haz una pausa y piensa en esto porque, de alguna manera, esto fija las prioridades esenciales de tu vida. Quizás lo importante sean tus relaciones y vínculos con tus seres queridos en lugar de la acumulación de dinero y cosas.

Para reiterar en un capítulo anterior, no podemos llevarnos nada
con nosotros cuando nos vamos, así que, ¿por qué no cultivar
recuerdos y experiencias eternas en su lugar? *Prosperar* se trata de
dejar tu huella en la tierra. Se trata de esforzarte constantemente
para tener un impacto no solo sobre ti mismo, sino también
sobre los demás.

> *"¿Cómo vas a servir al mundo?*
> *¿Qué necesitan ellos que tu talento*
> *pueda brindarles? Puedo decirte por*
> *experiencia que el efecto que tienes sobre*
> *otros es la moneda más valiosa que existe".*
> JIM CARREY

Elige cosas que te empoderen.

Seamos auténticos. ¿Por qué elegir cosas que rechazan lo
que eres? Eliges un trabajo solo para pagar las facturas, pero lo
odias absolutamente. ¿Qué te motiva de tu trabajo? No solo te
sentirás más frustrado y enojado con el tiempo, sino que también
perderás un tiempo valioso. Entiendo la necesidad de pagar la
factura eléctrica, pero hay otras maneras de hacerlo. Refuerza
tu currículum, busca mejorar tu nivel educativo, refuerza tus
talentos y habilidades. ¡Expresa cosas que te empoderen!

Elige algo que te impulse hacia
un futuro inspirador.

El tiempo es el único bien valioso que no podemos recuperar.
Siempre podemos adquirir más dinero, ropa, autos e incluso
amigos. Sin embargo, con el fin de *prosperar*, debes orientarte en
una dirección que conduzca a un futuro mejor, ya sea un trabajo
nuevo en el que puedas ascender o un socio que te inspire y te
ayude a crecer. O viaja a un lugar fuera de tus fronteras que te
llevará a escalar nuevas cumbres personales. Un idioma nuevo. Si

quieres aprender búlgaro, por ejemplo, pero no planeas visitar el país o no tienes a nadie con quien conversar, ¿cuál sería el sentido de aprenderlo? Aprender un idioma nuevo podría abrir nuevas oportunidades de negocios o quizás oportunidades nuevas de citas porque decidiste tomar distancia con otra persona.

Rodéate de personas que te apoyen y que promuevan una versión mejorada de ti mismo.

Siempre que aconsejo a los pacientes sobre cómo dejar de fumar o sobre cómo mejorar su nutrición y estilo de vida, generalmente me cuentan las mismas historias o excusas:

"Doctor, es difícil para mí dejar de fumar si mi esposa aún fuma en casa".

"Doc, cada vez que trato de comer mejor, recibo esas miradas diferentes de mi familia y amigos en la mesa durante la cena".

"Ninguno de mis amigos quiere venir al gimnasio conmigo".

La mayoría de las veces, además de la motivación personal, tu entorno es una de las cosas más difíciles de cambiar. Cuando uno finalmente decide dejar de fumar y tiene cada gramo del impulso necesario para cambiar sus hábitos, se encuentra con un obstáculo que no había anticipado. Encontrar el impulso personal para cambiar es bastante difícil, pero cuando a uno le emociona compartir sus cambios con los miembros de su familia o amigos cercanos, es ahí donde muchas personas encuentran resistencia y donde más fallan. Esto se puede aplicar a muchas cosas, incluso encontrar un trabajo nuevo, cambiar de pareja o considerar la posibilidad de vivir en una ciudad nueva. Cuando no tienes apoyo, puede resultar muy desafiante. Disponer de un ambiente alentador es similar a tener a alguien que te empuja para ayudarte a subir un muro alto. Ese pequeño empujón que te ayudará a superar algo que puede parecer insuperable. La sugerencia sería hacer amigos nuevos, visitar una cafetería diferente, mudarte a otra ciudad o terminar una relación negativa. Sabrás que te encuentras rodeado de un entorno de apoyo apropiado viendo si es *más fácil* implementarlo, no más difícil, cuando vayas a realizar los pasos para cambiar tus hábitos (fumar, dieta, etc.).

Trata los eventos negativos como oportunidades para descubrir y crecer.

Seamos sinceros. Es posible que no tengamos la suerte de tener a las mejores personas en nuestras vidas, de poder vivir en las ciudades más seguras, de tener la mejor infancia o de ser solventes económicamente desde el principio. Es posible que no obtengamos los empleos que queremos o que no tengamos la pareja más amable. Incluso podemos enfrentarnos a la muerte una vez o, en algunos casos, varias veces. Otros pueden enfrentar la angustia e incluso caer en depresión. Cada uno de estos ejemplos presenta una *elección* nueva para nosotros, ya sea sufrir o bien aprender, crecer y madurar. Sugiero esto último. No seas víctima de tu historia. Sé el protagonista que inspira a otros a levantarse.

Listo para dar el salto.

Como todas las grandes decisiones que has tomado en tu vida, tienes que estar listo para tomarlas. Sé consciente de dónde se encuentra tu vida y decide si estás listo para dar ese salto. Elige si algo o alguien es bueno para ti o no. Esto no es una exageración, tu vida depende de ello porque tu futuro viene dictado por las decisiones que tomes hoy. Tomar riesgos no es un problema, pero tómalos conscientemente.

Recuerda la última vez que tuviste que tomar tu propia decisión. Piensa en ello. La última vez que te fuiste de vacaciones, compraste una prenda de ropa, adoptaste una mascota, dejaste una pareja, cambiaste de trabajo o simplemente elegiste un restaurante. ¿Fue tu decisión o estuvo influenciada por alguien más? Si no fue tu decisión pero la permitiste, ¿cómo te sentiste? ¿Sentiste que perdiste poder o control sobre tus pensamientos o elecciones? Ahora bien, lo entiendo si pediste una sugerencia o una opinión. Sin embargo, tomar una decisión sin considerar tu propia opinión o voz puede dejarte impotente y, a veces, puede paralizarte. No tiene que ser de esa manera. Puedes elegir algo diferente. Sé dueño de tu poder. Mantente firme y bien arraigado. Elige tú mismo. Crea unos cimientos sólidos. A partir de ahí, serás imparable.

Cuando estés a punto de terminar, deja el libro y continúa con tu vida, solo recuerda que *hoy* tienes la opción de decidir hacer algo diferente. *Medicina para prosperar* es un concepto que nació a raíz de darme cuenta que era imperativo cambiar la situación de mi vida. Despertar y darme cuenta de eso significaba que tenía que tomar decisiones de manera más consciente, no solo para evitar cometer los errores anteriores, sino para encontrar impulso. Mientras reflexiones sobre esto, recuerda que eres la suma de todas tus elecciones hasta el momento actual. El paso siguiente es averiguar cómo tus próximas elecciones afectarán tu presente y tu futuro, y qué dirección deseas tomar en la vida.

» Sumérgete en un entorno propicio que apoye a tu verdadero yo.

» Trata cada evento negativo como un contador kilométrico en la ruta.

» Toma una decisión consciente sobre quién y qué entra en su vida.

¡¿Estás satisfecho con la *vida dada por defecto* o quieres más y *prosperar?!* ¡Ese es el poder de la elección!

**Es hora de que te eleves hacia tu mejor vida.
¡Tu vida comienza ahora mismo!**

"Establece una meta para lograr algo que sea tan grande y tan estimulante que te emocione y te asuste al mismo tiempo. Debe ser una meta tan atractiva, tan en línea con tu centro espiritual, que no puedas sacarla de tu mente. Si cuando estableces una meta, no te da escalofríos, entonces no estás estableciendo metas lo suficientemente grandes".

- STEVEN LIN, 3X CAMPEÓN NACIONAL DE TAEKWONDO

PASOS A REALIZAR

- Haz una lista de nuevas elecciones para ti. Ejemplos: perseguir una nueva pasión, planificar un viaje que alguna vez soñaste, conocer a una nueva persona o pedir el trabajo que siempre quisiste.

- Haz una lista de pasos a seguir para llegar a cada elección. Desglósalos. Esto lo vuelve más manejable y factible.

- Crea un tablero de visión de cómo sería tu vida ideal en uno, tres o cinco años a partir de ahora. No te inhibas. Nada te detiene.

- Crea un tablero de visión similar para tu pareja ideal, relación familiar, carrera ideal, etc.

- Luego escribe sobre cada tablero de visión: "¡ME ELIJO A MÍ MISMO!"

Tus pensamientos. Tu hoja de ruta. Tus próximos pasos...

Agradecimientos

Mamá y papá: gracias por todos los sacrificios que ambos habéis hecho por Donnie y por mí para poder vivir una vida sólida después de haber emigrado a los Estados Unidos. Sé que hubo tiempos difíciles y desafiantes, por lo que ambos los apreciamos enormemente. ¡Gracias por su firmeza, dulzura, amor y comprensión hacia todas mis pasiones, sueños y, a veces, locas aventuras!

Hermana: no hay palabras que puedan describir la suerte que tengo de tenerte como hermana en esta vida. Me hace llorar cada vez que pienso en ese primer video casero de ti tirándome huevos, y cuando eras una niña pequeña jugando en nuestra improvisada "cocina" de Play-Doh. Estoy agradecido y me siento bendecido de pasar esta vida contigo.

Nino, Jimmy y Rex: ningún hombre puede pedir un mejor círculo de mejores amigos que ustedes tres. Hemos viajado juntos por el mundo y hemos pasado por los altibajos de la vida de cada uno. Estoy eternamente agradecido de tenerlos a los tres por su consejo y apoyo.

Mentores: Hay demasiados para mencionarlos. A todos mis mentores de medicina familiar, mentores de vida y entrenadores, quienes se han convertido en verdaderos amigos, gracias por su sinceridad y apoyo a lo largo de los años. Todos ustedes han contribuido a convertirme en la persona que soy hoy. Me siento verdaderamente honrado.

Queridos amigos: gracias por sus conversaciones profundas y esclarecedoras que, literalmente, han ralentizado el tiempo para mí porque me hicieron detenerme en lo que era realmente importante. A algunos de ustedes, los vi solo una vez, y algunos todavía están conmigo, pero siempre llevaré conmigo una esencia de cada uno de ustedes adondequiera que vaya.

A mis abuelos: uno a quien nunca pude conocer y otro a quien conocí, pero que ya falleció. Mi abuelo materno era escritor y mi abuelo paterno era médico. Nunca en mis sueños más locos hubiera imaginado que, más adelante en mi vida, hubiera combinado los dos caminos. Es muy surrealista y sorprendente pensar en ello. Gracias a ambos por allanar esos caminos para mí.

Fuentes

INTRODUCCIÓN:
[1]"What is Lifestyle Medicine?" *American College of Lifestyle Medicine.*

CAPÍTULO 1. VIVIR
[2]National Center for Health Statistics. "Life Expectancy." *Centers for Disease Control and Prevention.*

CAPÍTULO 2. HACER:
[3]Nevison, Oak Associates. "Productive vs. actual work hours, from a collection of four studies." *CIRCADIAN FRMS and 24/7 Workforce Solutions.*

[4]Caruso, C., Ph.D., R.N., Hitchcock, E., et al. "Overtime and Extended Work Shifts: Recent Findings on Illnesses, Injuries, and Health Behaviors." *U.S. Department of Health and Human Services, Centers for Disease Control and Prevention, National Institute for Occupational Safety and Health,* 2004.

CAPÍTULO 3. PASIÓN POR LOS VIAJES:
[5]Ray, R., Sanes, M., & Schmitt, J. "No-Vacation Nation Revisited." *Center for Economic and Policy Research,* 2013.

[6]Hess, A. "On holiday: Countries with the most vacation days." *USA TODAY,* 2013.

CAPÍTULO 8. AUTENTICIDAD

[7]Andrew, L., MD, JD. "Physician Suicide." *Medscape*, 2017.

CHAPTER 10. MIEDO:

[8]Greenberg, M., Ph.D. "Why We Can't Just Get Rid of Anxiety & Distress." *Psychology Today*, 2013.

[9]Tsaousides, T., Ph.D. "7 Things You Need to Know About Fear." *Psychology Today*, 2015.